Amazon Fire TV

Das Umfangreiche Handbuch Amazon Fire TV, Fire TV Stick, Fire TV Stick 2, Fire TV 4K Ultra HD mit Anleitungen, Tipps&Tricks und alles rund um Alexa

(Version 2018)

Paul Petersen

Dies ist ein Inoffizieller Ratgeber - Alle korrespondierenden Logos und Namen wie Fire, Amazon, Kindle, Alexa, Echo, Dash und weitere sind Marken von Amazon.com, .Inc oder einer Tochtergesellschaft

Fire, Amazon, Kindle, Alexa, Echo, Dash and all related logos are Trademarks of Amazon.com, Inc. or its Affiliates.

Inhalt

Vorwort 5

Was ist eigentlich ein TV-Stick? 8

Was bedeutet eigentlich Streaming? 9

Voraussetzungen für die Nutzung des Amazon Fire TV Sticks 12

Klein, aber oho: Die Technik im Amazon Fire TV Stick 13

    Der Quad-Core-Prozessor 14

    Alexa Sprachsteuerung 15

    Dolby Digital 16

    1080p HD-Auflösung 17

    Der 802.11ac WLAN-Standard 18

Lieferumfang 19

Einsatzmöglichkeiten 21

Was ist Amazon Fire TV? 22

Der Mediaplayer Amazon Fire TV und seine Eigenschaften 23

Die Unterschiede zwischen dem Amazon Fire TV-Stick und Amazon Fire TV im Einzelnen 24

    4K: Die Auflösung macht den Unterschied 24

    HDR 25

    Die Leistung 26

    Der Preis 26

    Anschlussmöglichkeiten 27

Technische Merkmale beim Amazon Fire TV 28

Der optionale Ethernet-Adapter 30

Angebotene Plattformen für Amazon TV und den Amazon TV-Stick 32

    Mediatheken der Fernsehsender 32

    Öffentlich-rechtliche Mediatheken 33

    7TV 34

    Nachrichten 34

    Sport 35

    Live-TV-Anbieter 35

    TV Spielfilm LIVE 36

    Magine TV 36

    Zattoo 37

    Video Streaming Dienste 37

    Amazon Prime Instant Video 38

    Netflix 39

    Maxdome 39

Musik Streaming Dienste 40

    Amazon Music (Unlimited) 40

    Spotify 41

    Youzeek 42

    TuneIn Radio 42

    Vevo 43

Video Plattformen für Amazon Fire TV und den Fire TV Stick 44

    Watchbox 45

    Twitch 45

    Vimeo 46

YouTV..46

YouTube via Amazon Fire TV schauen 47

Der Download von Apps für Amazon Fire TV 48

Die Amazon Coins 49

Der Amazon Fire TV Stick als Plattform für Spiele 50

Wie können die Spiele auf Amazon Fire TV gespielt werden? ...50

Der Amazon-Fire-TV-Controller 51

Das Mirroring..54

Funktionen der Amazon-Fire-TV-Fernbedienung 55

Wichtige Tastenkombinationen der Amazon-Fire-TV-Fernbedienung 57

Die Amazon Fire TV Remote Smartphone App..........................59

Die Konfiguration der Amazon Fire TV Remote App 59

Funktionen der Amazon Fire TV Remote App 60

Weitere Apps zur Steuerung von Amazon Fire TV.....................61

Kodi auf Amazon Fire TV und dem Amazon Fire TV-Stick..........62

Wie kann man Kodi für Amazon Fire TV oder den Fire TV-Stick installieren? 63

Was kann Amazon Alexa?..66

Was sind Alexa Skills und wie lädt man diese herunter?............67

Wie findet man gute Alexa Skills? 69

Kann man eigene Alexa Skills entwickeln? 69

666 Sprachbefehle für Alexa..71

Impressum 97

Vorwort

Liebe Leserin,
lieber Leser,

schön, dass Sie sich für dieses inoffizielle Handbuch zum Amazon Fire TV sowie zum Amazon Fire TV-Stick entschieden haben. Hier finden Sie viele hilfreiche Informationen zu den genannten Produkten, die Ihnen den Umgang damit deutlich erleichtern werden. Nach ausführlicher Lektüre werden Sie also in der Lage sein, aus den beiden cleveren Amazon-Produkten tatsächlich auch ein Höchstmaß an Funktionen herauszuholen. Aber auch, wenn während der Nutzung Fragen auftauchen (und das kommt ja bekanntlich immer wieder vor), ist das Handbuch ein guter Ratgeber.

Der Aufbau dieses Handbuchs folgt einem recht einfachen Prinzip.

Anfangs erfahren Sie hier ganz allgemein, um welche Art von Produkten es sich eigentlich handelt. Dabei wird auch genauer erläutert, was unter dem Begriff "Streaming" zu verstehen ist und was diese Technik vom Download unterscheidet.

In den folgenden Kapiteln wird dann auf die technischen Details eingegangen: Was unterscheidet Amazon Smart TV beziehungsweise den Smart TV-Stick von einem herkömmlichen Smart-TV? Welche technischen Voraussetzungen müssen erfüllt sein? Und welche Technik steckt eigentlich in den cleveren Amazon-Geräten? In diesen Kapiteln werden Sie auch Wissenswertes über die bereits von anderen Geräten bekannte Sprachsteuerung Alexa erfahren.

Nachdem danach die Unterschiede zwischen dem Amazon Fire TV und dem Amazon Fire TV-Stick erläutert werden, geht es mit den Einsatzmöglichkeiten los. Sie werden erkennen, dass diese Geräte weit mehr leisten können, als nur Filme und Serien aus einer Mediathek zu streamen und anzuschauen. Natürlich wird hier auch auf die Unterschiede zwischen Mediatheken und anderen Streamingdiensten eingegangen. Sie erfahren aber auch, wie Sie über Amazon Fire TV und den Amazon Fire TV-Stick Radio hören oder andere Musik streamen können. Außerdem besitzen die Geräte viele Gemeinsamkeiten mit einer Spielekonsole, worüber Sie in diesem Handbuch ebenfalls detailliert in Kenntnis gesetzt werden.

In einigen Aspekten geht dieses inoffizielle Handbuch deutlich über die offiziellen Informationen hinaus, die Sie direkt von Amazon beziehen können. Das sind zum Beispiel Streaming-Möglichkeiten, die Amazon am liebsten verschweigen würde. Zudem gibt es einige inoffizielle, aber äußerst hilfreiche Apps, die Sie nur über Umwege herunterladen und nutzen können. Auch dafür finden Sie hier zahlreiche Tipps und Tricks.

Zum Schluss geht es noch einmal ins Detail. Wie sieht das Menü aus und welche Einstellungsmöglichkeiten gibt es hier? Auf welche Feinheiten sollten Sie achten und was kann man tun, wenn das System einmal abstürzt?

Insgesamt soll dieses Handbuch in drei Situationen ein toller Helfer für Sie sein:

Wenn Sie noch kein Amazon Fire TV und keinen

Amazon Fire TV-Stick besitzen, aber über den Erwerb nachdenken, werden Sie nach der Lektüre im Bilde sein.

Nach dem Kauf eines solchen Systems können Sie sich hier ebenfalls ausführlich einlesen und einige Schritte zwischendurch einfach mal am eigenen Gerät ausprobieren.

Drittens beantwortet es, wie bereits erwähnt, auch nach der Inbetriebnahme und einer Weile der Nutzung die immer wieder aufkommenden Fragen. Das kann zum Beispiel relevant sein, wenn Sie einige Funktionen erst nach einer Weile benötigen. Wenn Sie also irgendwann Kinder zu Besuch haben, die sich bei Regenwetter langweilen, können Sie sich auf die Spielfunktion von Amazon Fire TV oder des Amazon Fire TV-Sticks zurückbesinnen - um nur ein Beispiel zu nennen.

Und nun: Viel Spaß beim Lesen - und viel Freude beim Entdecken Ihres Amazon Fire TV. Schon ganz bald werden Sie selbst erleben, weshalb sich bereits so viele Menschen für dieses pfiffige System entschieden haben. Werden auch Sie ein begeisterter Nutzer!

Was ist eigentlich ein TV-Stick?

Früher war ein Fernseher ein Gerät für den Empfang von Fernsehdaten. Empfangen wurde natürlich nur, was im selben Moment durch den Fernsehsender ausgestrahlt wurde.

Mittlerweile ist der Fernseher diesem Stadium natürlich längst entwachsen. Erst machte der Videorekorder die Zuschauer unabhängig von den Zeiten, in denen eine Sendung ausgestrahlt wurde, später kamen noch viele weitere Datenträger hinzu.

Der Amazon Fire TV Stick bedeutet in gewisser Weise einen Schritt zurück zu den Wurzeln: Auch hier werden Daten empfangen, anstatt auf einem Datenträger abgelegte Dateien abzuspielen. Im Prinzip ist der Fire TV Stick die Schnittstelle zwischen dem heimischen Fernseher und dem Internet.

Die Lösung ist der Fire TV Stick. Dieser wird an den HDMI-Eingang des Fernsehers angeschlossen und verbindet sich über WLAN mit dem Internet. Der Clou ist dabei, dass der Computer für die Nutzung abgeschaltet bleiben kann, denn der Amazon Fire TV Stick greift unmittelbar auf die im Internet abgelegten Daten zu. Ausgewählt werden die jeweiligen Videos per zugehöriger Fernbedienung. Neben den Videos, die auf Amazon Instant Video abgelegt sind, kann nach Installation der dafür notwendigen Apps auch auf andere Mediatheken und YouTube zugegriffen werden.

Was bedeutet eigentlich Streaming?

Beim Streaming handelt es sich um die Übertragung von einem Server befindlichen Daten auf ein kompatibles Gerät, den sogenannten Client. Dabei ist das Streaming klar vom Download abzugrenzen. Denn während beim Download die Daten von einem Speicher auf einen anderen übertragen und dort dauerhaft abgelegt werden, werden sie beim Streaming lediglich genutzt. Im Prinzip lässt sich dieser Aspekt mit althergebrachter Technik vergleichen: Während man bei der Aufnahme des Fernsehprogramms via Videorekorder von einem Download sprechen könnte (ein Begriff, den man zu früheren Zeiten freilich nicht genutzt hat), wäre der reine Fernsehempfang mit dem Streaming gleichzusetzen. Die Sendung kann also lediglich in Echtzeit während des Empfangs geschaut werden. Will man bestimmte Passagen oder die gesamte Sendung ein weiteres Mal anschauen, müssen die Daten erneut gestreamt werden. Dafür ist natürlich eine Internetverbindung notwendig. Die Daten werden also kontinuierlich übertragen und in Echtzeit zur Verfügung gestellt, sind aber nicht dauerhaft verfügbar. Im Vergleich zum herkömmlichen Fernsehempfang hat das Streaming aber klare Vorteile: Der Zuschauer hat eine deutlich größere Auswahl und kann zu jeder Tages- und Nachtzeit auf die Daten zugreifen. Übrigens kennt man das Streaming-Prinzip längst auch vom Computer oder Smartphone, denn auch mit diesen Geräten kann man auf Online-Mediatheken wie Netflix oder YouTube zugreifen, ohne die Daten dabei auf dem Empfangsgerät zu speichern.

Was ist der Unterschied zwischen einem TV-Stick und einem Smart-TV?

Während der Amazon Fire TV Stick dem Fernseher lediglich einen Zugang ins Internet verschafft, um auf dort abgelegte Videodateien zugreifen zu können, verschwimmen die Grenzen zwischen Computer und Fernsehgerät beim Smart-TV komplett. So ist ein Smart-TV mit zahlreichen Zusatzfunktionen ausgestattet, wie sie zuvor nur vom Computer bekannt waren.

Dafür verfügen die Fernseher über ein eigenes, vom Hersteller vorinstalliertes Betriebssystem. Problematisch wird es aber zumeist, wenn es um Updates für ein solches Betriebssystem geht. Generell wären diese aber zur Fehlerbehebung notwendig, denn kein Betriebssystem kann als perfekt und vollkommen ausgereift betrachtet werden. Allerdings bieten viele Hersteller zu wenige oder gar keine Updates an, womit es im Laufe der Zeit fast zwangsläufig zu Schwierigkeiten kommt. Auch eine Erweiterung des Funktionsumfangs, wie er durch technischen Fortschritt relevant werden könnte, ist bei einem Smart-TV kaum realisierbar. Die Ursache für dieses Grundproblem ist rasch benannt: Fernsehhersteller sind von jeher bemüht, ein besonders gutes Fernsehbild mit einer hohen Auflösung und brillanten Farben zu bieten. Als Hersteller von Betriebssystemen haben sich diese Unternehmen jedoch nie besonders hervorgetan und behandeln die notwendige Software entsprechend stiefkindlich.

Ein TV-Stick hingegen läuft über eines der bekannten und bewährten Betriebssysteme wie Windows, Linux oder Android. Somit kann nicht nur ein größerer Funktionsumfang gewährleistet werden: Auch die Installation regelmäßiger Updates ist hier natürlich gesichert. Immerhin können die Unternehmen hier auf jahrelange Erfahrung mit ihren Betriebssystemen zurückgreifen, kennen mögliche Fehlerursachen und häufiger Auftretende Probleme auch durch das Feedback der Nutzer und können daher eine so stabile wie flexible Nutzeroberfläche zur Verfügung stellen.

Schön ist, dass ein TV-Stick generell mit jedem Fernsehgerät kompatibel ist, das über einen HDMI-Anschluss verfügt. Dabei ist es irrelevant, ob der Fernseher selbst über ein eigenes Betriebssystem verfügt und um welches es sich ggf. dabei handelt.

Voraussetzungen für die Nutzung des Amazon Fire TV Sticks

Der Amazon Fire TV-Stick ist ein Angebot für Amazon-Kunden. Für die Nutzung des Sticks ist also ein Nutzerkonto bei Amazon notwendig.

Generell ist dafür ein normales Amazon-Konto ausreichend, mit einer Amazon-Prime-Mitgliedschaft genießt man aber deutlich mehr Funktionen. Für die Inbetriebnahme genügt es, sich bei Amazon anzumelden oder einzuloggen, sofern man dort bereits eine Mitgliedschaft besitzt. Mit wenigen Klicks synchronisiert das Betriebssystem alle Daten und überprüft, ob bereits für den Amazon Fire TV-Stick nutzbare Käufe getätigt wurden.

Auf technischer Seite ist es natürlich notwendig, einen Fernseher mit HDMI-Anschluss zu besitzen, denn dort wird der TV-Stick eingesteckt. Zusätzlich benötigt der Stick eine Stromversorgung, die via USB-Anschluss oder eine herkömmliche Steckdose erfolgen kann. Viele Fernsehgeräte verfügen über einen solchen Anschluss, wodurch sich auch das Kabelwirrwarr in Grenzen halten lässt. Außerdem ist ein stabiler WLAN-Empfang unbedingte Voraussetzung. Die sonst übliche Alternative, das Gerät auch per Netzwerkkabel zu verbinden, besteht beim Amazon Fire TV-Stick leider nicht. Die Empfangsqualitäten des Amazon Fire TV-Sticks sind jedoch so gut, dass für eine gesicherte Verbindung gesorgt ist, sofern sich der Stick im Bereich der WLAN-Abdeckung befindet.

Klein, aber oho: Die Technik im Amazon Fire TV Stick

Der Amazon Fire TV-Stick besitzt einen 1,3-Gigahertz-Quad-Core-Prozessor und einen Arbeitsspeicher (RAM) von 1 Gigabyte. Außerdem steht ein interner Speicherplatz von 8 Gigabyte zur Verfügung. Dieser ist nicht nur für das Betriebssystem notwendig, sondern dient auch als Datenspeicher für Downloads.

Denn neben dem Streaming, also der bereits beschriebenen Hauptfunktion des Sticks, verfügt dieser auch über eine Downloadfunktion. Bei den hier abgelegten Dateien kann es sich um Apps anderer Anbieter und Hersteller handeln, die dann jederzeit direkt auf dem Gerät zur Verfügung stehen.

Das standardmäßig vorinstallierte Betriebssystem beim Amazon Fire TV-Stick ist das auf Android basierende Amazon Fire OS. Dies ist gut strukturiert und läuft sehr flüssig.
Für die Steuerung des Sticks steht die mitgelieferte Fernbedienung zur Verfügung, zudem kann eine App auf dem Smartphone installiert werden.

Für die Stromversorgung des Amazon Fire TV-Sticks hat man zwei Möglichkeiten: Entweder besitzt der Fernseher einen USB-Anschluss, der mit dem TV-Stick verbunden werden kann, oder das Gerät bezieht seine Energie aus einem Netzteil. In diesem Fall wird in der Nähe des Fernsehers ein freier Steckdosenplatz benötigt.

Bei der Stromversorgung via USB ist zu beachten, dass nicht jeder USB-Steckplatz am Fernsehgerät in jedem Fall ausreichend Energie liefert. Es kann also durchaus zu einer Meldung kommen, dass der TV-Stick zu wenig Energie bekommt und ein Netzteil genutzt werden muss.

Der Quad-Core-Prozessor

Wie bereits erwähnt, verfügt der Amazon Fire TV-Stick über einen sogenannten Quad-Core-Prozessor. Dabei handelt es sich um einen Vierkernprozessor, der also in einem einzigen Chip vier Prozessorkerne vereint. Da diese Prozessorkerne komplett eigenständig arbeiten, kann durch Aufteilung der Rechenleistung eine deutliche Steigerung der Geschwindigkeit erreicht werden. Für den Nutzer des Amazon Fire TV-Sticks ist diese erhöhte Geschwindigkeit vor allem durch eine deutliche Verkürzung der Warte- und Ladezeiten zu spüren. Voraussetzung dafür ist jedoch, dass die installierten Apps auf dem aktuellen Stand sind und damit leistungsmäßig auf dem selben Niveau wie die Hardware.

Alexa Sprachsteuerung

Längst ist Alexa ein Synonym für eine persönliche Assistentin, die via Sprachsteuerung aktiviert werden kann. Bekannt ist Alexy vor allem im Zusammenhang mit dem Amazon Echo, bei dem es sich um einen röhrenförmigen Smart Speaker handelt. Durch gesprochene Schlüsselwörter wie beispielsweise "Alexa" oder "Echo", aber auch durch das Drücken einer Aktionstaste auf der Oberseite des Geräts kann es aktiviert werden. Nun kann Alexa bestimmte Aufgaben erledigen, etwa einen Wecker aktivieren, Musik abspielen oder Termine verwalten. Außerdem kann Alexa in die Verwaltung eines Smart Homes eingebunden werden. Dafür arbeitet Amazon mit einer Reihe von Kooperationspartnern zusammen, die für eigene Produkte oder Dienstleitungen eine Steuerung via Alexa anbieten. So kann Alexa beispielsweise den eingebundenen BMW abschließen oder nach Zugverbindungen bei der Deutschen Bahn recherchieren. Die Vorstellung, Alexa sei allein im Amazon Echo "zu Hause", ist jedoch falsch. Tatsächlich bietet Amazon eine wachsende Reihe von Produkten an, die sich mit der Sprachsteuerung Alexa bedienen lassen. Dazu zählt auch der Amazon Fire TV-Stick. Genau genommen handelt es sich um die Fernbedienung, die über eine integrierte Alexa-Sprachsteuerung verfügt. Zwar hat Amazon diese Möglichkeit erst mit der neuesten Version des TV-Sticks geschaffen, doch auch ältere Geräte lassen sich durch ein einfaches Update der Fire TV App nachrüsten. Freilich ist die Alexa-Sprachsteuerung in diesem Fall kein vollwertiger Ersatz für sonstige Alexa-Geräte, etwa den Amazon Echo oder Amazon Echo Dot. Doch auch über den Amazon Fire TV-Stick kann via Alexa eine Smarthome-Steuerung erfolgen.

Ein Unterschied zu den erwähnten Alexa-Geräten ist hier jedoch, dass man die Sprachsteuerung via Knopfdruck aktivieren muss. Ein reiner Zuruf des Wortes "Alexa" genügt also nicht. Nach dem Drücken der zugehörigen Taste kann Alexa aber so genutzt werden, wie es von den anderen Geräten bekannt ist. Alexa antwortet dann über die an den Fernseher angeschlossenen Lautsprecher und über eine Bildschirmanzeige. Im Prinzip ist der Amazon Fire TV-Stick also die preiswerteste Möglichkeit, die Sprachsteuerung Alexa zu nutzen und stellt daher eine großartige Erweiterung des Funktionsumfangs dar.

Dolby Digital

Der Standard Dolby Digital ist ein von der amerikanischen Firma Dolby entwickelter, mehrkanaliger Tonstandard, der mittlerweile weltweit verbreitet ist. Zwar ist Dolby Digital nicht der einzige Tonstandard seiner Art, aber der mit Abstand meistgenutzte. Zwar benötigt die Nutzung von Dolby Digital ein entsprechendes System mit geeigneten Lautsprechern und einem mehrkanaligen, Dolby fähigen Audioverstärker, dem sogenannten Receiver. Damit dieses System den Raumklang jedoch in gewünschter Weise wiedergeben kann, muss die Audioquelle ebenfalls in Dolby Digital senden. Daher ist Dolby Digital inzwischen gängiger Standard bei DVDs und Blu-ray-Discs, aber auch Fernsehsendungen werden zunehmend in Dolby Digital übertragen. Der Amazon Fire TV-Stick ist ebenfalls in der Lage, gestreamte Daten in dieser Qualität zu übertragen. Theoretisch sind also die Voraussetzungen geschaffen, beim Streaming mit dem Amazon Fire TV-Stick echten Kinosound zu erleben.

1080p HD-Auflösung

Die 1080p HD-Auflösung wird häufig einfach nur mit "HD" (High Definition) abgekürzt, was im Deutschen "Hohe Auflösung" bedeutet. Die Pixeldichte ist hier also deutlich höher als bei einer normalen Auflösung, wodurch ein gestochen scharfes Bild erreicht wird. Zwar wird auch die Auflösung von 720p häufig bereits als HD bezeichnet. Dies ist nicht grundfalsch, doch besteht hier lediglich eine Anzeige von 1280 x 720 Bildpunkten, während im besseren Fall 1920 x 1080 Bildpunkte angezeigt werden. Bei kleineren Bildschirmen fällt dieser Unterschied in aller Regel kaum auf, bei großen Fernsehern ist der Unterschied jedoch deutlich erkennbar. Aus diesem Grunde wird auch immer wieder empfohlen, für große Geräte den DVD-Player gegen ein Blu-ray-Gerät zu tauschen: DVDs besitzen eine Auflösung von 720p, bei Blu-ray sind grundsätzlich 1080p verfügbar.

Die hohe Pixeldichte, die mit einem Amazon Fire TV-Stick erreicht wird, ist also nicht bei jedem Fernseher zwingend erforderlich. Jedoch kann sie auch bei einem kleineren Fernseher nicht schaden. Wenn dieser irgendwann gegen ein großformatiges Gerät getauscht wird, ist der TV-Stick bereits auf dem neuesten Stand.
Dass für die Übertragung von 1080p eine schnelle und zuverlässige WLAN-Verbindung bestehen muss, liegt auf der Hand: Hier werden vergleichsweise viele Daten gesendet und empfangen, wofür ein neuerer und leistungsstarker Router notwendig ist.

Der 802.11ac WLAN-Standard

WLAN ist natürlich keine brandneue Erfindung, sondern wird bereits seit Jahren oft und gerne genutzt. Allerdings hat sich auch hier die Technik weiterentwickelt. Vor Jahren war es noch nicht möglich, aber auch noch nicht notwendig, besonders umfangreiche Datenpakete per WLAN zu senden oder zu empfangen, dies ist für viele Geräte inzwischen eine Grundvoraussetzung. Vor allem dann, wenn es um den Transport von qualitativ besonders hochwertigen Audio- und Videodateien geht.
Daher ist auch der Amazon Fire TV-Stick auf den aktuellen WLAN-Standard 802.11ac ausgelegt. Durch seine 380-Megahertz-Bandbreite mit einem 5-Gigahertz-Band schafft dieser Standard deutlich mehr Raum für andere WLAN-Geräte in der Umgebung, läuft aber trotzdem gleichermaßen konstant undschnell. Spürbare Störungen durch andere Signale sind dabei nicht zu befürchten, da im Vergleich zum 2,4-Gigahertz-Band deutlich mehr überlappungsfreie Funkkanäle vorhanden sind. Dies wird auch unterstützt durch die MIMO-Technik, die ein besonderes Übertragungssystem für die Verwendung mehrerer Sende- und Empfangsantennen darstellt.

Vor allem aber bietet der 802.11ac-Standard eine deutlich bessere Übertragungstechnik der Daten. Dies gilt natürlich für alle ins WLAN eingebundene Geräte. Der Kauf eines Amazon Fire TV-Sticks kann also ein guter Anlass sein, den WLAN-Standard zu Hause auf den neuesten Stand zu bringen. Es ist durchaus möglich, dass auch andere Geräte nach der Umstellung zuverlässiger und schneller arbeiten als zuvor.

Lieferumfang

Wenn man bedenkt, was man alles aus dem Amazon Fire TV-Stick herausholen kann, ist das Verpackungsdesign geradezu minimalistisch. Dafür befindet sich darin aber wirklich alles, was man benötigt, um direkt mit dem Streaming zu beginnen.

Das ist natürlich vordergründig der Amazon Fire TV-Stick selbst, der mit 85,9 x 30 x 12,6 Millimetern und einem Gewicht von gerade einmal 32 Gramm wirkt der Stick bescheiden, ja geradezu unscheinbar. Dass er aus Plastik besteht, tut seiner Wertigkeit und Stabilität keinen Abbruch, zumal er ja nicht ständig reingesteckt und wieder herausgezogen wird. Natürlich darf auf dem schwarzen Stick die großflächige Aufschrift des Amazon-Logos nicht fehlen.

Ebenfalls in der Verpackung zu finden ist die Fernbedienung, die mit 38,4 x 150, 7 x 16,7 Millimetern und einem Gewicht von 45 Gramm größer und schwerer ist als der TV-Stick selbst. Mitgeliefert werden auch die für die Fernbedienung notwendigen AAA-Batterien. Wenn diese eingelegt sind, erreicht die Fernbedienung 68 Gramm - und wiegt damit immer noch weniger als eine Tafel Schokolade.

Wie zuvor erwähnt wird der Amazon Fire TV-Stick entweder per USB-Anschluss am Fernsehgerät oder via Netzteil und Steckdose mit Energie versorgt. Um für alle Eventualitäten gerüstet zu sein, liegt sowohl das USB-Kabel als auch das Netzteil der Verpackung bei. Als Anschluss für die Stromversorgung ist ein Micro-USB-Anschluss vorgesehen, der sich an der Oberseite des Sticks befindet. Das beiliegende USB-Kabel besitzt einen dafür passenden Stecker und am anderen Ende einen USB-Standard-Stecker. Dieser wird dann in den Steckplatz am Fernsehgerät gesteckt. Für die andere Option befindet sich ein solcher Steckplatz am Netzteil, das dann wiederum in eine gewöhnliche 230Volt-Steckdose gesteckt wird. Das beiliegende USB-Kabel ist 1,50 Meter lang und sollte damit für alle individuellen Anschlussgegebenheiten ausreichend lang sein. Sofern dies dennoch nicht der Fall sein sollte, kann es aber durch ein ähnliches, aber entsprechend längeres USB-Kabel getauscht werden.

Zusätzlich findet man in der Verpackung ein HDMI-Verlängerungskabel, dessen Notwendigkeit sich freilich nicht sofort erschließt: Immerhin wird der Amazon Fire TV-Stick ja direkt im Fernsehgerät befindlichen HDMI-Steckplatz angeschlossen. Abhängig davon, an welcher Stelle des Fernsehgeräts sich diese Schnittstelle befindet, kann der Anschluss des TV-Sticks jedoch problematisch sein: Einige TV-Möbel sind so beschaffen, dass zwischen Fernsehgerät und Wand schlicht kein Platz mehr ist, um einen TV-Stick anzuschließen. Bei anderen Geräten befindet sich die HDMI-Schnittstelle an der Unterseite. Wenn der Sockel des Geräts nur sehr niedrig ist, könnte der TV-Stick möglicherweise zu lang für den verfügbaren Abstand sein. Auch kann es unter Umständen sein, dass Kabel und Stecker, die in den neben der HDMI-Schnittstelle befindlichen Anschlüssen eingesteckt sind, die HDMI-Schnittstelle blockieren und der Anschluss des Sticks daher unmöglich scheint.

Natürlich muss das HDMI-Verlängerungskabel nicht zwingend genutzt werden und wird in vielen Fällen einfach in der Verpackung bleiben (vielleicht lässt es sich irgendwann an anderer Stelle nutzen). Andere

Käufer des Amazon Fire TV-Sticks dürfen sich aber freuen, kein HDMI-Verlängerungskabel zusätzlich erwerben zu müssen.

Last, but not least liegt der Verpackung eine Kurzanleitung bei, die alle Grundlagen für die Nutzung des Amazon Fire TV-Sticks schnell und verständlich erklärt.

Einsatzmöglichkeiten

Wie eingangs bereits beschrieben, eignet sich der Amazon Fire TV-Stick für das Streaming an jedem Fernsehgerät, das über eine HDMI-Schnittstelle verfügt. Unter Umständen ist es auch möglich, Altgeräte nachzurüsten.
Vordergründig wird der TV-Stick genutzt, um Videos in HD-Qualität zu streamen. Dafür stehen unterschiedliche Plattformen und Mediatheken zur Verfügung, auf die später noch eingegangen wird.

Da der TV-Stick eine so schnelle wie konstante WLAN-Verbindung benötigt, sollten Router und Fernseher mit TV-Stick nicht allzu weit voneinander entfernt stehen. In bestimmten Situationen kann es hilfreich sein, den Stick durch Verwendung des HDMI-Verlängerungskabels etwas günstiger zu platzieren. Denn vor allem hinter dicken Wänden kommt es vor, dass der WLAN-Empfang deutlich eingeschränkt ist.

Doch selbstverständlich ist ein stabiles, leistungsstarkes WLAN nicht alles. Zusätzlich muss gewährleistet sein, dass der vorhandene

Internetanschluss eine ausreichende Bandbreite und Geschwindigkeit liefern kann. In letzter Konsequenz ist die störungsfreie Funktion des Amazon Fire TV-Sticks also abhängig vom Anschluss, der wiederum von den lokalen Gegebenheiten abhängen kann.

Sofern der Internetanschluss leistungsstark ist und die Voraussetzungen des WLAN gegeben sind, wird der Fernseher die gestreamten Videos in bester HD-Qualität störungs- und ruckelfrei anzeigen.

Was ist Amazon Fire TV?

Amazon Fire TV ist nicht das Betriebssystem des Sticks: Dieses nennt sich Amazon Fire OS und basiert auf dem häufig genutzten Betriebssystem Android. Tatsächlich ist Amazon Fire TV ein Mediaplayer, der sich lediglich in der Hardware vom Amazon Fire TV-Stick unterscheidet. Alle Funktionen, aber auch die zur Verfügung stehenden Apps sind identisch. Auch Amazon Fire TV dient also dem Streaming von Videos. Auf den ersten Blick ist es also schwer nachzuvollziehen, wieso Amazon hier zwei vergleichbare Produkte zu vollkommen unterschiedlichen Preisen anbietet. Im Folgenden sollen die Unterschiede etwas genauer beleuchtet werden.

Der Mediaplayer Amazon Fire TV und seine Eigenschaften

Im Prinzip ist ein Mediaplayer ein Abspielgerät, das für die Wiedergabe von Videos, aber auch von Musik und anderen Audiodateien benötigt wird. Obwohl in früheren Zeiten noch andere Begrifflichkeiten genutzt wurden, ist auch ein Kassetten- oder Schallplattenspieler ein Mediaplayer. Gleiches gilt für einen Videorekorder.
Generell lässt sich festhalten, dass ein Mediaplayer für die Wiedergabe aller Daten genutzt wird, die nicht live empfangen werden. In der heutigen Zeit nutzt man dafür freilich zumeist andere Datenträger. Auf einer modernen Festplatte etwa lassen sich extrem umfangreiche Datenmengen abspeichern, daher wird diese Option zunehmend auch für das Fernsehgerät genutzt. Die Audio- oder Videodateien können durch die Verbindung mit einem Computer dort abgelegt werden oder beim Live-Fernsehempfang beziehungsweise beim Streaming gespeichert werden. Diese Technik wird bereits seit Jahren in Digitalreceivern genutzt, die einen internen Festplattenspeicher besitzen. So ist es zum Beispiel möglich, laufende Fernsehprogramme zu pausieren oder aufzunehmen.
Mit dem Amazon Fire TV lassen sich Bilder, Musik und Videos durch das Streamen aus den kompatiblen Mediatheken streamen und herunterladen. Somit stehen die einmal heruntergeladenen Daten später auch offline zur Verfügung. Damit ist allerdings nur ein Unterschied zwischen Amazon Fire TV und dem Amazon Fire TV Stick beschrieben.

Die Unterschiede zwischen dem Amazon Fire TV-Stick und Amazon Fire TV im Einzelnen

Insgesamt lassen sich die Unterschiede dieser beiden Produkte in wenigen Aspekten zusammenfassen. Tatsächlich werden sie wohl für den Alltagsgebrauch nur selten relevant sein, in einigen Fällen sind sie aber durchaus von Bedeutung.

4K: Die Auflösung macht den Unterschied

Die Auflösung des Amazon Fire TV-Sticks wurde bereits eingehend beschrieben. Bei der Nutzung des Sticks können Bilder und Videos mit einer Auflösung von maximal 1080p auf dem Fernsehbildschirm wiedergegeben werden. Amazon Fire TV geht hier noch einen Schritt weiter und ermöglicht eine Anzeige im 4K- beziehungsweise Ultra-HD-Standard. Mit einer Auflösung von maximal 3840 x 2160 Pixeln wird die Anzeige nochmals wesentlichschärfer, zudem bietet sie eine nochmals bessere Bildfrequenz und Farbtiefe.

Allerdings ist der 4K-Standard so neu, dass er von vielen Fernsehgeräten nicht wiedergegeben werden kann. Wenn man gegenwärtig nach Fernsehern sucht, die eine 4K-Anzeige ermöglichen, muss man noch vergleichsweise tief in die Tasche greifen. Zwar ist absehbar, dass das Preisniveau in Zukunft drastisch sinken wird, hier ist aber noch etwas Geduld gefragt. Aktuell gilt: Wer Amazon Fire TV mit einem gewöhnlichen HD-Fernseher nutzt, kann von dem verbesserten Standard nicht profitieren.

Doch auch in Zukunft wird man nicht jeden Film in 4K-Qualität genießen können, denn hierfür ist auch eine besonders hochwertige Aufnahme notwendig. Filme, die in der Vergangenheit im althergebrachten Standard gedreht wurden, können also auch auf einem 4K-Fernseher nicht in besserer Qualität angezeigt werden.
Fakt ist zudem, dass die 4K-Funktion in vielen Mediatheken, etwa bei Netflix, nur gegen Aufpreis verfügbar ist.

HDR

HDR steht für "High Dynamic Range" und bietet einen größeren Farbtiefe- und Dynamikumfang als der einfache Standard "SDR". Während bei SDR eine Farbtiefe von 8 Bits genutzt wird, was etwa einem Dynamikumfang von 6 Blendstufen entspricht, nutzt HDR eine Farbtiefe von 10 Bits (17,6 Blendstufen). Zwar wurde die erste HDR-Aufnahme bereits im Jahre 1990 erstellt, hat sich aber bis heute nicht vollständig durchgesetzt.

Während HDR im 4K-Standard bereits enthalten ist (also auch beim Amazon Fire TV), arbeitet der Amazon Fire TV-Stick mit dem bisher gängigen SDR.

Die Leistung

Vorab: Sowohl Amazon Fire TV als auch der Amazon Fire TV-Stick besitzen leistungsstarke und dementsprechend schnelle Prozessoren. Dennoch sind beide nicht identisch. Der Amazon Fire TV-Stick arbeitet mit einem 1,3-Gigahertz-Quad-Core-Prozessor, während im Amazon Fire TV ein 1,5-Gigahertz-Quad-Core-Prozessor zu finden ist. Auch der Arbeitsspeicher ist im Amazon Fire TV mit 2 Gigabyte doppelt so groß wie im Amazon Fire TV-Stick. Die höhere Geschwindigkeit des Amazon Fire TV ist zwar messbar, ist im Alltagsgebrauch jedoch kaum zu spüren. Generell laufen beide Systeme äußerst flüssig und stabil, daher sollte die Leistung kein wesentliches Kriterium bei der Entscheidung für das passende Produkt sein.

Der Preis

Obwohl beide Produkte, wie bereits ausführlich beschrieben, in vielen Aspekten miteinander vergleichbar sind, werden sie zu völlig unterschiedlichen Preisen angeboten. Für Amazon Fire TV muss man doppelt so tief in die Tasche greifen wie für den TV-Stick. Nach mehrfacher Überarbeitung beider Systeme haben sich die zuvor merklichen Unterschiede so weit minimiert, dass sie in den meisten Fällen nicht mehr sonderlich ins Gewicht fallen.

Anschlussmöglichkeiten

Wer sich bereits in der Vergangenheit für Amazon Fire TV entschieden hat, wird möglicherweise die besseren Anschlussmöglichkeiten als Kriterium benennen. Dies trifft für die aktuelle Version des Fire TV nicht mehr zu: Wo zuvor noch fünf Anschlüsse zu finden waren, sind es jetzt nur noch zwei. Ursprünglich konnte man sich neben dem HDMI- und dem Stromanschluss noch über USB, einen Netzwerkanschluss sowie einen Steckplatz für eine Micro-SD-Karte freuen. Mittlerweile besitzt Amazon Fire TV allerdings die lediglich die Anschlüsse, die auch im FireTV-Stick zu finden sind.

Generell sollte die Kaufentscheidung vor allem abhängig sein von den eigenen technischen Voraussetzungen: Wer ein großes, 4K-fähiges Fernsehgerät besitzt und bereit ist, für Amazon Fire TV den doppelten Preis zu bezahlen, wie für den Stick, hat damit die richtige Wahl getroffen. In anderen Fällen kann die Entscheidung aber zugunsten des Amazon Fire TV-Sticks getroffen werden.

Technische Merkmale beim Amazon Fire TV

Amazon Fire TV besitzt, genau wie der Amazon Fire TV-Stick, einen leistungsstarken Quad-Core-Prozessor. Allerdings ist dieser mit 1,5 Gigahertz gegenüber 1,3 Gigahertz beim TV-Stick, etwas schneller. Genannt werden müssen auch der mit 2 Gigabyte doppelt so große Arbeitsspeicher sowie der interne Speicherplatz von 8 Gigabyte. Diese können aber nicht vollständig genutzt werden, da einige vorinstallierte Apps und Systemdateien bereits einen Teil des Speichers in Anspruch nehmen.

Bei der WLAN-Verbindung bestehen die identischen technischen Gegebenheiten wie beim Fire TV-Stick. Hier setzt der Hersteller auf das Dual Band mit zwei Antennen, die sogenannte MIMO-Technik. Dadurch ist ein deutlich schnelleres Streaming möglich. Außerdem ist eine stabilere Verbindung mit weniger Abbrüchen gegeben, als es bei normalen drahtlosen Internetverbindungen der Fall ist. Dank des 802.11ac-Standards wird zudem eine verbesserte Übertragungstechnik gewährleistet.

Ein weiteres Feature des Amazon Fire TV ist der neue Bluetooth-Standard 4.2, der im Vergleich zu vorangegangenen Versionen zahlreiche Verbesserungen mit sich bringt.
Neben der BLE-Technik (Bluetooth Low Energy) hat sich auch die Reaktionsgeschwindigkeit erhöht. Dies wurde unter Anderem durch die Kürzung der Datenpaketlängen erreicht. Insgesamt ist eine 2,5fache Steigerung der Geschwindigkeit messbar. Der Energieverbrauch hat sich bei Verbindungen im

neuen Bluetooth-Standard deutlich verringert. Und auch die Sicherheit wurde durch Bluetooth 4.2 erhöht, denn der neue Standard arbeitet ausschließlich mit Algorithmen, die durch die amerikanische Behörde NIST getestet und für sicher befunden wurden.

Eine Gemeinsamkeit von Amazon Fire TV und dem Amazon Fire TV Stick ist das auf Android basierende Betriebssystem Amazon Fire OS. Optik und Geschwindigkeit sind in beiden Fällen identisch, ebenso die Steuerung. Selbstverständlich können beide Systeme via Fernbedienung durch die Sprachsteuerung Alexa gesteuert werden. Hinzu kommt die Option, das jeweilige System per App vom Handy aus zu kontrollieren.

Die Stromversorgung erfolgt bei beiden Geräten über USB, wofür ein passender Steckplatz gegenüber der HDMI-Schnittstelle zu finden ist. Am vorgesehenen Mini-USB-Anschluss kann optional auch ein Ethernet-Adapter eingesteckt werden.

Der optionale Ethernet-Adapter

Ein Ethernet-Adapter schafft die Möglichkeit, ein Gerät über eine Kabelverbindung an das Netzwerk anzuschließen. Generell gilt eine derartige Kabelverbindung zwischen dem Gerät und dem Router als sicherer und stabiler als die drahtlose WLAN-Verbindung. Abbrüche oder Störungen der Internetverbindung sind hier nicht zu erwarten - allenfalls könnten diese durch Probleme entstehen, deren Ursache direkt am Anschluss oder gar außerhalb des Gebäudes zu suchen ist. In der Praxis lässt sich dies natürlich nicht immer und überall realisieren, zumal wenn sich Router und das zu verbindende Gerät in unterschiedlichen Räumen oder gar in verschiedenen Stockwerken befinden. In einigen Fällen machen es bauliche Gegebenheiten in einem Gebäude notwendig, Geräte via Ethernet miteinander zu verbinden, da ein stabiles, leistungsstarkes WLAN unter Umständen nicht aufgebaut werden kann.

Dennoch hat man sowohl bei Amazon Fire TV als auch beim Amazon Fire TV-Stick theoretisch die Option, eine derartige Kabelverbindung mit dem Router aufzubauen. Dafür bietet Amazon optional einen passenden Adapter an, der einfach über den Micro-USB-Anschluss am Gerät angeschlossen wird.

Bei diesem Adapter handelt es sich um ein rechteckiges Kästchen mit Amazon-Logo. Vom Format her ist es etwas kleiner als die Amazon TV Box und verfügt an der Seite über zwei Schnittstellen. Eine davon ist für die Stromversorgung per Micro-

USB-Kabel vorgesehen, die andere dient dem Anschluss des Netzwerkkabels.

Der von Amazon selbst angebotene Adapter wird mit einer ausführlichen Anschlussanleitung ausgeliefert, die zudem Hinweise zu den Nutzungsbedingungen enthält. Das notwendige Netzwerkkabel gehört nicht zum Lieferumfang, was jedoch nicht verwunderlich ist: Die tatsächlichen Gegebenheiten sind in jedem Haus und jeder Wohnung höchst unterschiedlich. Während manchmal vielleicht ein Netzwerkkabel von drei Metern ausreichend ist, weil sich der Router auf dem Schreibtisch in unmittelbarer Nähe befindet, müssen anderswo deutlich größere Distanzen überbrückt werden. Allerdings kann für die Verkabelung von Amazon Fire TV beziehungsweise Amazon Fire TV-Stick und Router jedes Standard-Netzwerkkabel genutzt werden, unabhängig von einem Hersteller. Selbstverständlich kann man ein solches Ethernet-Kabel ebenfalls über Amazon beziehen, man kann es sich aber auch über einen gänzlich anderen Anbieter besorgen.

Zu beachten ist allerdings, dass die Nutzung des genannten Adapters lediglich mit dem aktuellen Fire TV-Modell sowie mit dem Fire TV-Stick der zweiten Generation kompatibel ist. Bei älteren Modellen kann auf diese Weise keine Netzwerkverbindung hergestellt werden.

Angebotene Plattformen für Amazon TV und den Amazon TV-Stick

Viele Smart-TV-Nutzer bemängeln einen recht geringen Umfang an Anwendungen und den Zugriff auf vergleichsweise wenige Datenbanken. Bei Amazon Fire TV und dem Amazon Fire TV-Stick ist das Angebot deutlich größer als bei den Wettbewerbern. Im Folgenden werden einige bekanntere, aber auch weniger bekannte Anbieter und Plattformen vorgestellt, die mit diesem System nutzbar sind.

Mediatheken der Fernsehsender

Bereits seit Jahren weisen fast alle Fernsehsender darauf hin, dass ausgestrahlte Sendungen auch über die eigenen Mediatheken abgerufen werden können. In den meisten Fällen besteht sowohl der Zugriff auf das live ausgestrahlte Fernsehprogramm als auch auf Sendungen, die bereits früher ausgestrahlt wurden. Um die Mediathek interessanter zu machen, sind in einigen Fällen sogar Sendungen abrufbar, deren Ausstrahlungstermin eigentlich in der Zukunft liegt.

Öffentlich-rechtliche Mediatheken

Wenn man einmal davon absieht, dass einige Sendungen aus rechtlichen Gründen nur für kurze Zeit in den Mediatheken abrufbar sind, sind die Angebote von ARD und ZDF äußerst empfehlenswert. Die Mediatheken präsentieren sich attraktiv und aufgeräumt und haben zudem ein Augenmerk auf den Jugendschutz. Daher können einige Sendungen auch hier nicht jederzeit, sondern nur zu später Stunde abgerufen werden. Schön ist, dass die aktuellen Highlights direkt auf der Startseite der Mediatheken präsentiert werden.
Ebenfalls abrufbar sind Sendungen, die in den Spartenkanälen der beiden großen Rundfunkanstalten laufen, etwa ZDFNeo, ZDFInfo oder ARDAlpha.

Die regionalen Rundfunkanstalten der ARD bieten ebenfalls eigene Mediatheken für den Zugriff via Fire TV an, ebenso wie ARTE. Dass deren Inhalte zum großen Teil auch über die ARD-Mediathek abrufbar sind, macht das Angebot dennoch nicht überflüssig. Wer sich speziell für regionale Inhalte interessiert, wird in der regionalen Mediathek unter Umständen schneller fündig.

7TV

Unter diesem Oberbegriff findet man die Angebote von Pro7, Sat1, Kabel 1 und Sixx. Ebenfalls in dieser Mediathek zu finden sind die Angebote von Pro7 MAXX und Sat1 Gold. Insgesamt findet man hier also sämtliche Angebote der Pro7Sat.1 Media SE. Über die 7TV App können auch ganze Serien gestreamt werden.
Das Angebot ist insgesamt sehr übersichtlich gestaltet und die Sendungen sind recht schnell zu finden. Kleines Manko: Während eigene Formate vollständig in voller Länge verfügbar sind, ist dies bei zugekauften Sendungen nicht immer der Fall.

Nachrichten

Das über Fire TV verfügbare Nachrichtenangebot stammt vor allem von den Sendern N24 Next, NTV und Spiegel TV. Generell könnte sich das Angebot hier noch etwas ausweiten, denn gegenwärtig sind vor allem kurze, prägnante Nachrichtenvideos zu einzelnen Themen abrufbar. Seltener kann man auch auf Livestreams oder ganze Dokumentationen zugreifen.

Sport

Unter den Spartenkanälen, die sich dem Sport verschrieben haben, sind die Angebote zweier großer Anbieter per Fire TV abrufbar. Bei Sport1 sind vor allem kurze Videos abrufbar, die den Zuschauer auf den aktuellen Stand in Sachen Sportergebnissen bringen. Die Übertragung kompletter Sportereignisse ist hier eher selten. Anders verhält es sich bei Laola1.tv: Hier sind ausführlichere Inhalte und komplette Sportevents abrufbar, auch Livestreams einiger Veranstaltungen können über die Mediathek gestreamt werden.

Live-TV-Anbieter

Im Unterschied zu den online verfügbaren Mediatheken stellen Live-TV-Anbieter keine eigenen Inhalte zur Verfügung, sondern streamen TV-Programme live, um sie direkt zur Verfügung zu stellen. Dies kann kostenlos, teilweise aber auch kostenpflichtig sein. Sinnvoll ist die Nutzung von Live-TV-Angeboten vor allem dann, wenn man zum gewünschten Zeitpunkt, etwa aus technischen Gründen kein Fernsehprogramm empfangen kann. Ein Beispiel dafür wäre etwa die Umstellung von Satelliten- auf Kabelfernsehen. Wenn der Kabelnetzbetreiber den Zugang erst später freischaltet, ist möglicherweise für wenige Tage kein regulärer Fernsehempfang möglich. Außerdem bietet sich das Live-TV-Streaming an, wenn bestimmte Sender auf normalem Wege nicht empfangen werden können.

TV Spielfilm LIVE

Zumeist wird der Name dieser App mit einer Fernsehzeitschrift in Verbindung gebracht, ist nun aber auch ein Synonym für den Livestream vieler öffentlich-rechtlicher und privater Fernsehsender. Insgesamt stehen bei der Gratisversion rund 50 Fernsehsender zur Verfügung, bei Abschluss eines kostenpflichtigen Abos kommen rund 30 weitere Sender hinzu. Ein weiterer Pluspunkt bei der kostenpflichtigen Version ist, dass die sonst in geringerer Qualität ausgestrahlten Programme dann fast komplett in HD zu empfangen sind.

Magine TV

Bei Magine TV stehen dem Zuschauer in der kostenlosen Version aktuell 67 Fernsehprogramme zur Verfügung. Wenn man ein zusätzliches Abo abschließt, kann man 5 weitere Sender empfangen, bei denen es sich aber ausschließlich um Kinder Kanäle handelt.

Im kostenfreien Bereich sind fast alle privaten wie öffentlich-rechtlichen Sender über Magine TV zu empfangen.

Zattoo

Der Live-TV-Anbieter Zattoo gehört zu den bekanntesten seiner Art und ermöglicht aktuell den Zugriff auf 71 öffentlich-rechtliche wie private Fernsehsender. Wenn man ein kostenpflichtiges Abo abschließt, das abhängig von der Laufzeit bis zu 9,99€ monatlich kosten kann, erhöht sich die Anzahl der empfangbaren Kanäle auf 83. Zudem werden alle Programme dann in HD-Qualität ausgestrahlt und man darf sich über werbefreies Fernsehen freuen.

Video Streaming Dienste

Gegenwärtig können über Amazon Fire TV lediglich drei Video Streaming Dienste empfangen werden. Die haben es jedoch in sich, denn die Platzhirsche Maxdome und Netflix sind selbstverständlich verfügbar. Deren Angebote sind so umfangreich, dass hier wirklich jeder fündig werden sollte. Mittlerweile haben sich die Video Streaming Dienste auch durch die Produktion eigener Serien einen Namen gemacht.

Bei den im Folgenden näher beschriebenen Diensten muss jeweils ein kostenpflichtiges Abonnement abgeschlossen werden - es gibt jedoch auch die Option, die Angebote in einem kostenlosen Probemonat zu testen.

Glücklicherweise gibt es übrigens eine Hintertür, die Zugriff auf weitere Video Streaming Dienste ermöglicht. Doch dazu später mehr.

Amazon Prime Instant Video

Wenn man Amazon Fire TV nutzt, ist der Zugriff auf den eigenen Streamingdienst von Amazon natürlich naheliegend. Auch die Benutzeroberfläche und die Navigationsleiste sollten Amazon-Kunden sehr bekannt vorkommen, man ist also rasch vertraut mit diesem Dienst. Serien und Filme aus Amazon Prime sind unmittelbar über das Menü verfügbar, ohne dass dafür eine App geöffnet werden muss.

Klar, dass Amazon Prime beim Amazon Fire TV bereits vorinstalliert ist. Will man dieses nutzen, muss man mit monatlichen Kosten in Höhe von 7,99€ kalkulieren, wobei das Abo jederzeit kündbar ist. Das Jahres Abo für 69€ ist im Vergleich zur monatlichen Zahlweise rund 30€ günstiger.

Aktuell bietet Amazon Instant Video Zugriff auf über 20.000 Filme und Serien an. Zumeist handelt es sich dabei um bekannte und entsprechend beliebte Inhalte, aber es gibt auch eine wachsende Zahl an interessanten Eigenproduktionen zu entdecken.

Netflix

Obwohl Netflix ein vergleichsweise kleines Angebot hat und mit 10,99€ monatlich auch relativ teuer ist, erfreut sich das Angebot stetig wachsender Beliebtheit. Insbesondere Serienfans schätzen das Angebot von Netflix, dass mit besonders hoher Qualität überzeugen kann. Besonders oft werden auch die Eigenproduktionen von Netflix genannt, die deutlich populärer sind als die Konkurrenzprodukte. Da auch bei Netflix keine Kündigungsfrist besteht, lockt der Streaming Dienst Neugierige in großer Zahl an, die Netflix ohne nennenswertes Risiko kennenlernen wollen.

Maxdome

Maxdome ist der wohl beliebteste Streaming Dienst, wenn es um Filme geht. Hier sind unter 10.000 Filmen und Serien eigentlich sämtliche Blockbuster und Klassiker zu entdecken. Genau wie beim eigenen Streaming Dienst von Amazon wird hier ein monatlicher Beitrag von 7,99€ fällig. Allerdings besteht hier eine laufzeitabhängige Kündigungsfrist von 2 bis 4 Wochen.

Musik Streaming Dienste

Ein meist wenig genannter, aber doch stark genutzter Bereich beim Streaming ist die Musik. Vor allem Amazon selbst tut sich mit dem eigenen Streaming Dienst Amazon Music (Unlimited) als Marktführer hervor. Ein Grund dafür ist aber auch, dass Amazon recht wenigen Wettbewerbern Zugriff auf Fire TV gewährt.
Interessant ist beim Musik Streaming auch der Empfang von Radiosendern.

Amazon Music (Unlimited)

Der eigene Streaming Dienst von Amazon punktet mit hohen Zahlen: In der Datenbank sind bereits in der kostenlosen Version über 2 Millionen Songs verfügbar, in der kostenpflichtigen Unlimited-Version steigt die Zahl sogar auf gewaltige 40 Millionen. Dank einer leicht verständlichen Benutzeroberfläche sind die Nutzer mit Amazon Music (Unlimited) rasch sehr vertraut.

Spotify

Eigentlich ist Spotify der unangefochtene Marktführer im Streaming von Musik. Amazon Fire TV macht es seinen Nutzern aber nicht ganz leicht, auf Spotify zuzugreifen. Erst durch die zusätzliche Installation einer bestimmten App kann Spotify hier annähernd so genutzt werden, wie man es vom Computer gewohnt ist. Insgesamt stellt Spotify mehr als 30 Millionen Audiodateien zur Verfügung.

Genutzt werden kann der Fernseher beziehungsweise das ihn umgebende Hi-Fi-System mit Spotify Connect. Als Fernbedienung muss hier die am Smartphone, Tablet oder Computer installierte App herhalten.

Eine zweite Möglichkeit heißt "Emma for Spotify". Dabei handelt es sich um einen Spotify-Player, der im Amazon App Store für Amazon Fire TV zu finden ist. Diese App ermöglicht dann über den Fernseher den direkten Zugriff auf die Spotify-Inhalte.
Im ersten Augenblick mag das als die einfachere Lösung erscheinen, doch die Sache hat leider einen Haken: Um Emma for Spotify nutzen zu können, muss man ein Premium Abo für rund 10€ monatlich abschließen. Will man zusätzlich auf die beliebten Playlisten zugreifen, muss man für die zusätzliche Pro-Version nochmal 1,50€ im Monat bezahlen.
Die Sache kann also unterm Strich ganz schön ins Geld gehen. Dafür kann man die Fernbedienung des Amazon Fire TV zur Steuerung nutzen. Allerdings muss man dabei auf die Sprachsteuerung Alexa leider verzichten. Man merkt also, dass Amazon und Spotify keine echten Freunde sind.

Youzeek

Bei Youzeek handelt es sich um einen Music-Streaming-Anbieter, der mit rund 30 Millionen Titeln von 1 Million Künstlern ein äußerst umfangreiches Angebot zur Verfügung stellt. Besonders interessant ist jedoch, dass es sich um ein vollkommen kostenloses Angebot handelt. Dabei greift Youzeek nicht auf eigene Inhalte zurück, sondern durchsucht die Datenbanken von YouTube und Sound Cloud, bietet aber außerdem die Option, eigene MP3-Dateien zu importieren. Dies wird durch Dropbox oder SkyDrive ermöglicht. Schön ist auch, dass Wiedergabelisten erstellt und mit Anderen geteilt werden können.

TuneIn Radio

Wie der Name bereits verrät, ist TuneIn Radio ein Streamingdienst, der auf zahlreiche Radiosender zugreift und diese für Amazon Fire TV beziehungsweise den Amazon Fire TV-Stick verfügbar macht. Zu den verfügbaren Sendern gehören nicht nur die immer mehr werdenden Internetradios, sondern auch eine große Zahl an UKW-Radiosendern.

Im Gegensatz zu den Streamingdiensten wie Spotify oder Amazon Music (Unlimited) kann man hier aber nicht gezielt nach bestimmten Songs suchen oder eigene Playlists erstellen: bei TuneIn Radio läuft das, was im gewählten Sender gerade gespielt wird.

Immerhin kann man aber auch auf einige Podcasts zugreifen und die gespielte Musik auf diese Weise etwas näher an den eigenen Musikgeschmack anpassen. Dennoch ist TuneIn Radio keine echte Alternative zu den erwähnten Streamingdiensten, die auf eigene Datenbanken zugreifen können.

Vevo

Vevo ist die Kombination aus Musik- und Videostreaming, denn hier kann man Musikvideos seiner Lieblingskünstler anschauen und natürlich auch hören. Dazu zählen selbstverständlich auch Live-Auftritte, sofern diese in der Datenbank verfügbar sind. Hier macht es großen Spaß, eigene Playlists zusammenzustellen. Ein Highlight ist auch der sogenannte Spotlight Feed, der einen über neu eingestellte Inhalte vorausgewählter benachrichtigt.

Video Plattformen für Amazon Fire TV und den Fire TV Stick

Während die erwähnten Streamingdienste erst durch den Smart-TV-Boom zu ihrer Popularität gelangten, sind einige Video-Plattformen bereits von Computer und Smartphone bekannt. Insbesondere YouTube, aber auch Twitch erfreuen sich gerade bei einer jungen Zielgruppe größter Beliebtheit und sind nun auch für Amazon Fire TV verfügbar.

Wie man es vom Computer schon seit Jahren kennt, sind die auf diesen Plattformen gespeicherten Inhalte auch bei Amazon Fire TV jederzeit abrufbar. Meistens sind die Angebote in diverse Kategorien und Kanäle unterteilt und bieten insgesamt einen unvergleichlichen Umfang. Denn bekanntlich kann hier jeder registrierte User eigene Inhalte hochladen, die dann von anderen Nutzern abgerufen werden können. Aufgrund eines Rechtsstreits zwischen Google (Der "Mutter" von YouTube) und Amazon ist der Zugriff auf YouTube allerdings nur auf Umwegen möglich. Dazu später mehr. Gehen wir zuerst auf andere Plattformen ein.

Watchbox

Watchbox ist ein komplett kostenloser Anbieter, der zahlreiche Filme und Serien in seiner Datenbank hat. Vieles davon ist zwar nicht sonderlich bekannt, doch Watchbox lädt zum Stöbern und Entdecken ein. Hier kann man zum Beispiel neue Serien für sich entdecken oder alte Serien wiederfinden, was ihn durchaus zu einem ernstzunehmenden Wettbewerber für kostenpflichtige Streamingdienste wie Maxdome oder Netflix macht. Ein besonderer Fokus liegt hier auf Anime Serien.

Twitch

Twitch ist bei älteren Generationen zwar kaum bekannt, jüngere Nutzer schätzen die Plattform jedoch als weltweit führende Live-Videoplattform im Gaming-Bereich. Ein Schwerpunkt liegt dementsprechend auf der Live-Übertragung von eSport-Events und Videospielen. Darüber hinaus gibt es aber auch Angebote aus den Bereichen Kunst, Kultur, Kochen oder Musik zu entdecken.

Bei einigen Live-Angeboten handelt es sich zudem um interaktive Shows, bei denen man sich über die Chatfunktion aktiv beteiligen kann.

Die Navigation ist sehr einfach und übersichtlich gehalten, ist also entsprechend schnell zu verstehen.

Vimeo

Vimeo ist zwar ein kostenpflichtiges, aber komplett werbefreies Angebot, das in 4K-Qualität übertragen wird. Besonders hervorzuheben ist hier die Explorer-Seite, die einen Überblick über beliebte Inhalte bietet und es ermöglicht, Videos für das spätere Anschauen zu archivieren. Zudem kann man Filmemacher und Kanäle als Favoriten festlegen und wird über deren Aktivitäten, also das Platzieren neuer Inhalte, informiert.
Bei Vimeo findet man eine Vielzahl unterschiedlicher Filme, Videos und Serien aus unterschiedlichen Kategorien. In den meisten Fällen müssen die Inhalte vor dem Anschauen gekauft werden, ein Teil des Angebots ist jedoch kostenlos.

YouTV

Ein Angebot wie YouTV hätte sicher schon vor vielen Jahren seine Freunde gefunden. Denn YouTV ist nichts weniger als ein Online-Videorekorder, der Programme von Fernsehsendern speichert. Diese Inhalte können dann jederzeit abgerufen werden.

Ganz billig ist die Sache allerdings nicht: Monatlich werden bis zu 14,99€ fällig, wofür dann 5 Benutzerkonten für Familienmitglieder eingerichtet werden. Hier kann also jeder seine eigenen Wunschsendungen in HD-Qualität abspeichern. Insgesamt steht ein Speicherplatz für bis zu 4000 Fernsehsendungen zur Verfügung, die dann für 300 Tage abrufbar bleiben.

YouTube via Amazon Fire TV schauen

Eigentlich wäre es YouTube beziehungsweise Google als Mutterkonzern am liebsten gewesen, den Zugang auf die Plattform über Amazon Fire TV oder den Amazon Fire TV-Stick komplett unmöglich zu machen. Durch eine pfiffige Idee hat es Amazon dennoch geschafft, seine Nutzer auf YouTube-Inhalte zugreifen zu lassen.

Beim Öffnen der YouTube-App erscheint nun der Hinweis, dass für den Zugriff auf die Inhalte ein Browser benötigt wird. Sobald einer der beiden neuen Webbrowser geöffnet wird, landet man automatisch auf der Startseite von YouTube, ohne dafür eine URL eingeben zu müssen. Dies wurde möglich, weil Amazon bereits zwei neue Webbrowser installiert hatte, bevor Google sein YouTube-Angebot aufgrund des besagten Rechtsstreits vom Fire TV zurückzog. Doch auch aus anderer Sicht war es höchste Zeit für diese Erneuerung, denn das Surfen im Netz war zuvor nur über unpraktische Umwege möglich.

Nun stehen dem Nutzer bei Amazon Fire TV sowie beim Amazon Fire TV-Stick zwei vollwertige Browser zur Verfügung: Einerseits kann man den so bekannten wie beliebten Browser Mozilla Firefox nutzen, zudem hat Amazon mit dem Silk-Browser einen eigenen, ebenfalls gut und zuverlässig funktionierenden Browser eingeführt. Dieser Browser ist allerdings nicht komplett neu: Schon zuvor wurde er auf dem Fire Tablet genutzt und dann nochmals für Amazon Fire TV optimiert.

Beide Browser können ganz einfach mit der Fire-TV-Fernbedienung genutzt werden, was nicht nur das Schauen von YouTube-Videos deutlich vereinfacht. Auch das sonstige Surfen im Internet wird damit fast so bequem wie am Computer.

Der Download von Apps für Amazon Fire TV

Um es den Nutzern bei der Installation eines neu gekauften Amazon-Fire-TV-Systems beziehungsweise des entsprechenden Fire TV-Sticks möglichst leicht zu machen, wurde der Amazon App Store bereits vorinstalliert.
Wenn das Gerät zum ersten Mal eingeschaltet wird, kann man also direkt aus den Optionen "Spiele" oder "Apps", die im Hauptmenü getrennt aufgeführt werden, auswählen.

Viele Nutzer wissen bereits im Vorfeld, welche Apps sie für die Nutzung von Amazon Fire TV haben wollen und diese direkt im Amazon App Store auswählen. Darüber hinaus gibt es aber auch die Möglichkeit, sich über das Stichwort "Empfehlung der Redaktion" beraten zu lassen. Ganz ähnlich verhält es sich für die Gaming-Fans, die unter "Beliebte Spiele" sicher interessante Angebote finden werden. Bei den Spielen wird zudem gleich über die Art der Steuerung informiert: einige Spiele lassen sich über die bereits mehrfach besprochene Fernbedienung kontrollieren, für andere wird ein spezieller Amazon-Fire-TV-Controller benötigt (nicht im Lieferumfang).

Sowohl bei den Spielen als auch bei den sonstigen Apps kann man kostenlose wie auch kostenpflichtige Inhalte finden und herunterladen. Wenn es sich um kostenpflichtige Angebote handelt, wird der Preis sowohl in Euro als auch in Amazon Coins angegeben.

Die Amazon Coins

Bei Spielen und Apps für Amazon Fire TV sowie den Amazon Fire TV-Stick hat man die Optionen, die Inhalte mit "echtem" Geld oder mit Amazon Coins zu bezahlen. Bei den besagten Coins handelt es sich um eine von Amazon selbst entwickelte Währung, die beim Einkauf einen gewissen Rabatt ermöglicht. 100 Coins haben einen Gegenwert von einem Euro, fünfhundert Coins sind aber bereits für 4,85 Euro zu haben. Bei kleinen Beträgen mag sich dieser Effekt kaum bemerkbar machen. Wer jedoch viel im App Store von Amazon unterwegs ist und dort einkauft, kann bis zu 19 Prozent des Kaufpreises einsparen. Beim Erwerb von fünftausend Coins sind das immerhin volle 6 Euro Ersparnis.

Im App Store von Amazon, aber auch auf der Amazon Website sind die Coins ein anerkanntes Zahlungsmittel, das nicht verfällt. Selbstverständlich können die Coins auch verschenkt werden.

Mit dem Kauf bestimmter Apps oder Spiele können Amazon Coins auch erworben werden.
Entsprechende Hinweise finden sich im Amazon App Store in der rechten oberen Ecke.

Der Amazon Fire TV Stick als Plattform für Spiele

Wenngleich der Amazon Fire TV keine vollwertige Spielkonsole darstellt, so kann man auf ihr trotzdem spielen. Für besonders komplexe, hochauflösende Spiele ist der interne Prozessor nicht leistungsstark genug. Doch die technischen Voraussetzungen für die Wiedergabe von Audio- und Videodateien sind geringer, als es bei einigen Videospielen der Fall ist.

Eine gewisse Auswahl an Spielen für Amazon Fire TV ist im App Store dennoch zu finden. Darunter finden sich auch echte Klassiker wie Tetris.

Wie können die Spiele auf Amazon Fire TV gespielt werden?

Jedes Computer- oder Videospiel benötigt natürlich eine Art Fernbedienung. Eine solche wird bei Amazon Fire TV sowie beim Amazon Fire TV-Stick bereits mitgeliefert. Zum Spielen können die Tasten beziehungsweise das Steuerkreuz der Fernbedienung genutzt werden. Da die Anzahl der verfügbaren Tasten recht beschränkt ist, dürfen die Spiele natürlich auch nur dementsprechend wenig Steuerungsmöglichkeiten erfordern.

Der Amazon-Fire-TV-Controller

Wenn aufwändigere Spiele gespielt werden, bietet sich dafür der eigens für Amazon Fire TV entwickelte Controller an. Dieser besitzt vergleichbare Bedientasten wie ein klassischer Gamingcontroller, den man auch von der Spielkonsole kennt. Zu den entsprechenden Spielen, die nur über den Controller gespielt werden können, gehören etwa Minecraft, NBA 2K oder Asphalt 8.
Der Amazon-Fire-TV-Controller ist via Bluetooth ins System eingebunden, wie es mittlerweile bei zahlreichen Anbietern der Fall ist. Ohne die früher notwendigen Kabel spielt es sich einfach schöner und leichter.
Eine gewisse Ähnlichkeit mit dem Controller der XBOX kann der Amazon-Fire-TV-Controller nicht leugnen. Allerdings besitzt er drei Android-Tasten zusätzlich und kann mit einer Mikrophontaste für die Sprachsteuerung Alexa punkten.
Mit seinen 2 AA-Batterien sind bis zu 90 Stunden Spielspaß möglich, bevor die Batterien gewechselt werden müssen. Bei Nutzung der optionalen Audiowiedergabe sinkt die Betriebsdauer auf rund 24 Stunden. Auch das sollte lang genug sein, um eine ausführliche Session zu spielen. Schön ist, dass sich der Controller bei längerer Nichtbenutzung automatisch in den Standby-Modus versetzt, was sich natürlich energiesparend auswirkt.

Soll der Controller in Betrieb genommen werden, so geschieht dies durch das Drücken der Home-Taste. Daraufhin erfolgt eine schnelle und vollkommen unkomplizierte Verbindung, der Controller ist augenblicklich betriebsbereit.

Übrigens kann der Controller nicht nur zum Spielen, sondern auch für die Steuerung zahlreicher weiterer Apps zum Einsatz kommen.

Mit seinen Abmessungen von 15,6 x 10,4 x 5,8 Zentimetern und einem Gewicht von rund 270 Gramm (inklusive Batterien)liegt der schwarze, ergonomisch ausgeformte Controller gut in der Hand und lässt sich sehr einfach bedienen.

Bei etwas näherer Betrachtung des Controllers fällt auf, dass sich dieser weitgehend am Design von Konkurrenzprodukten orientiert. Ein Beispiel dafür sind die beiden Analog-Sticks, die oben links und unten rechts auf dem Controller untergebracht wurden. Durch ihre Wölbung lassen sie sich gut greifen und ohne abzurutschen bedienen. Außerdem sind die Sticks mit zwei weiteren Tasten, der L3- und der R3- Taste ausgestattet.

Zumeist nutzt man die Analog-Sticks, um die Blick- oder Laufrichtung der zu steuernden Figur zu ändern. Außerdem können sie genutzt werden, wenn das Spiel pausiert werden soll.

Ein weiteres Detail ist das Vierwege-Steuerkreuz in der Mitte des Controllers. Daneben befinden sich vier Eingabetasten, die unterschiedlich beschriftet sind: A in Weiß, B in Blau, X in Rot und Y in Grün. Auch diese Tasten helfen dabei, in diversen Spielen unterschiedliche Aktionen auszuführen.

Die sogenannten Schultertasten L1 und R1 befinden sich auf der Rückseite des Geräts, lassen sich also nur ertasten. In Spielen dienen sie höchst unterschiedlichen Funktionen, fast noch wichtiger sind sie aber im Fire-TV-Menü. Mit der L1-Schultertaste kann zurückgespult werden, mit der R1-Taste vor. Die ebenfalls rückseitig befindlichen Schultertasten L2 und R2 dienen analog dazu der Regulierung der Lautstärke. Während sich der Controller bis hierhin kaum von Konkurrenzprodukten unterscheidet, liegen klare Unterschiede im Detail. Hier sind die 4 Tasten, die Amazon dem Controller hinzugefügt hat. Drei davon sind System- beziehungsweise Navigationstasten, die vierte, mittig auf dem Controller befindliche Taste ist die sogenannte Sprachsuchtaste. Mit dieser Taste wird die Sprachsteuerung Alexa aktiviert. Das zugehörige Mikrophon befindet sich ganz oben auf dem Controller.

Eltern oder unbeteiligte Familienangehörige all jener, die gerne am Amazon Fire TV spielen, dürften sich besonders über den 3,5Millimeter-Kopfhöreranschluss freuen. Hier kann jeder handelsübliche, mit einem entsprechenden Klinkenstecker versehene Kopf- oder Ohrhörer eingesteckt werden. Der Sound wird dann ausschließlich über diesen wiedergegeben.

Übrigens ist der Controller nicht nur mit Amazon Fire-TV sowie dem Fire TV-Stick kompatibel, sondern kann via Bluetooth auch mit anderen Geräten verbunden werden. Wichtig ist dabei jedoch, dass sie das Betriebssystem Android nutzen. Durch das Drücken der Home-Taste wird das Bluetooth-Signal aktiviert und für andere Geräte sichtbar.
Will man auf den anderen Geräten jedoch mittels Controller spielen, so muss man dafür die geeigneten Spiele finden. Im Google Playstore ist das nicht immer ganz einfach, da nicht jedes Spiel für einen Controller konzipiert wurde.
Generell ist die Nutzung des Controllers am

Smartphone oder Tablet allerdings eine tolle Sache, denn er ist klar praktischer als ein Touchscreen und bietet daher besonders viel Spielspaß.

Generell kann Amazon Fire TV auch mit anderen Controllern bedient werden, sofern diese Android-kompatibel sind. Viele dieser Controller sind auch für weniger Geld zu haben als das Original von Amazon. Es ist jedoch zu bedenken, dass die bereits erwähnten Zusatztasten, die den Controller auch für andere Apps interessant machen, nur am Amazon-Controller vorhanden sind. Wer nur spielen will, wird also mit einem preisgünstigeren Controller gut bedient sein. Für alle anderen Fälle bietet der Amazon-Controller aber einen so großen Mehrwert, dass sich die etwas höheren Anschaffungskosten durchaus lohnen.

Das Mirroring

Eine dritte Möglichkeit des Spielens ergibt sich durch die Mirroring-Funktion von Amazon Fire TV. Dabei wird die Ansicht des Smartphone- oder Tabletbildschirms auf den Fernsehbildschirm übertragen. So können sämtliche Spiele, die sich auf dem jeweiligen Gerät befinden, quasi am Fernsehbildschirm gespielt werden, die Steuerung erfolgt aber wie gehabt über Smartphone oder Tablet.

Funktionen der Amazon-Fire-TV-Fernbedienung

Wenngleich der oben beschriebene Amazon-Controller nicht nur zum Spielen benötigt wird, sondern auch bei vielen anderen Apps ein sinnvolles Zusatzgerät darstellt, so ist er kein vollwertiger Ersatz für die beim Amazon Fire TV mitgelieferte Fernbedienung. Die Tasten sind zwar ähnlich belegt, jedoch vollkommen anders angeordnet.

Ganz oben auf der Fernbedienung befinden sich der Mikrophonschlitz sowie die Taste für die Sprachsteuerung Alexa. Markiert ist der Knopf mit einem Mikrophon. Bei der Nutzung dieser Fernbedienung kann Alexa ausschließlich über das Drücken dieses Knopfs aktiviert werden, ein schlichter Zuruf wie bei anderen Geräten ruft hier keine Reaktion hervor. Aktiviert wird Alexa durch das Drücken des Knopfs, nach dem Sprechen muss er dann ein weiteres Mal gedrückt werden.

Unter dem Sprachsteuerungsknopf befinden sich dann die Richtungstasten, die für die Navigation durch ein Menü benötigt werden. Beim Spielen dienen sie zudem der Steuerung eines Charakters.

Mittig auf der Fernbedienung befindet sich die graugefärbte Auswahl-Taste, die in vielen Belangen der Return-Taste am Computer gleicht. Durch Druck dieser Taste wählt man ein markiertes Element aus.

Drei Android-Tasten machen den Unterschied zwischen dem Amazon-Controller und vergleichbaren Konkurrenzprodukten. Wesentlich ist auch die Menü-

Taste. Diese dient dazu, ein Menü für weitere Optionen zu öffnen, die dann mithilfe der Richtungstasten ausgewählt werden können. Die mittlere, mit einem Haus versehene Taste, dient der sofortigen Rückkehr zur Startseite. In ähnlicher Form kennt man dies auch von anderen Geräten und vom Computer. Zu nennen ist außerdem die Zurück-Taste, die ebenfalls von anderen Geräten bekannt sein dürfte. Diese dient schlicht dazu, zum vorherigen Menüpunkt zurückzukehren. Unter diesen Android-Tasten befinden sich ebenfalls Tasten, deren Symbole seit langem bekannt sein dürften. Die Symbolik ist genauso, wie sie bereits vor vielen Jahren am Kassettenrekorder zu finden war: Mit der linken Taste lässt sich zurückspulen, die mittlere Taste dient dem Starten oder Pausieren, rechts wird vorgespult. Diese Tasten sind natürlich für die Wiedergabe von Videos besonders relevant.

Für den Betrieb der Amazon-Fire-TV-Fernbedienung werden zwei AAA-Batterien benötigt, die zum Lieferumfang gehören. Wie bei fast allen Fernbedienungen ist auch hier eine sehr lange Laufzeit gegeben.

Wichtige Tastenkombinationen der Amazon-Fire-TV-Fernbedienung

Da die mitgelieferte Tastatur über vergleichsweise wenig Tasten verfügt, ist es nur logisch, dass einige Aktionen durch bestimmte Tastenkombinationen durchgeführt werden.
In anderen Fällen müssen Tasten für eine bestimmte Zeit gedrückt bleiben.

- **Home-Taste zehn Sekunden gedrückt halten:**
  Der Schnellzugriff zeigt vier Symbole mit zugehöriger Beschriftung an: Apps, Ruhemodus, Duplizieren der Displayanzeige und Einstellungen. Es handelt sich also um die meistgenutzten Aktionen, die so ganz schnell durchgeführt werden können.

- **Auswahl-Taste und Zurück-Taste zehn Sekunden gedrückt halten:**
  das Drücken dieser Tastenkombination sollte man sich genau überlegen. Denn immerhin gehen mit der dadurch ausgeführten Zurücksetzung auf die Werkseinstellung nicht nur alle temporären Daten verloren, sondern sämtliche installierten Apps und sonstige im Speicher befindliche Dateien.

- **Play-Taste und Auswahl-Taste zehn Sekunden drücken:**
  Mit dieser Tastenkombination kann das System neu gestartet werden. Dies kann unter Umständen notwendig sein, wenn durch einen Fehler keine Reaktion mehr im System erkennbar ist. Normalerweise gehen bei dem Neustart keine Dateien oder Einstellungen verloren.

- **Zurück-Taste und Auswahl-Taste zehn Sekunden drücken & Auswahl-Taste und Rückspul-Taste zehn Sekunden drücken:**
  Hier müssen also ganze vier Tasten für zehn Sekunden gleichzeitig gedrückt werden. Anschließend gelangt man ins Menü der Bildschirmauflösung.

- **Auswahl-Taste zehn Sekunden drücken, dann Aktion wiederholen:**
  Diese Tastenkombination führt einen ins Menü der Entwickler-Tools. Hier können Systemdaten ausgelesen werden und besondere Einstellungen vorgenommen werden. Generell sollte man sich hier aber nur heranwagen, wenn man sich wirklich gut mit der Materie auskennt.

Die Amazon Fire TV Remote Smartphone App

Wer bereits einen neuen Amazon Fire TV beziehungsweise Amazon Fire TV-Stick besitzt, wird diese App normalerweise nicht benötigen. Bei den älteren Versionen sieht es jedoch anders aus, denn diese sind noch nicht mit der Sprachsteuerung Alexa ausgestattet. Ein Mangel, dass durch die besagte App ausgeglichen werden kann. Zudem kann die App natürlich eine verlorene oder beschädigte Fernbedienung ersetzen.

Da die App kostenlos zur Verfügung steht, kann ihr Download jedenfalls nie schaden. Interessant ist, dass die App tatsächlich für (fast) alle Smartphones zur Verfügung steht, man also nicht zwingend auf ein Android-Handy angewiesen ist. Auch iPhone-Nutzer dürfen sich also freuen, sofern sie die iOs-Version 7.0 oder höher verwenden.

Die Konfiguration der Amazon Fire TV Remote App

Nach dem Download muss die Software konfiguriert werden, um für Amazon Fire TV genutzt werden zu können. Dafür wird die App gestartet, wo der Fire TV beziehungsweise der Fire TV-Stick ausgewählt werden muss. Selbstverständlich muss der Fernseher, an den das Gerät angeschlossen ist, dafür eingeschaltet sein.

Auf dem Fernsehbildschirm erscheint nun ein Code, der in das dafür vorgesehene Feld der App eingetippt werden muss. Damit ist die Kopplung bereits abgeschlossen: Beide Geräte "kennen" sich nun, daher reicht künftig ein einfaches Starten von App und Fire TV, damit beide miteinander funktionieren.

Im Menü des Amazon Fire TV sowie des TV-Sticks kann man übrigens unter "Controller und Bluetooth-Geräte" überprüfen, welche Geräte mit dem Fire TV gekoppelt wurden.

Funktionen der Amazon Fire TV Remote App

Grundsätzlich ermöglicht die App die Ausführung aller Funktionen, die auch über die mitgelieferte Fernbedienung gesteuert werden können. Allerdings kann es unter Umständen praktischer sein, sich via Touchscreen am Smartphone durch die Menüs zu navigieren oder auf die hier verfügbare, virtuelle Tastatur zugreifen zu können. Dies gilt beispielsweise bei der Suche nach bestimmten Filmen oder Songs. Zusätzlich bietet die App eine virtuelle Maus, die das Navigieren zusätzlich vereinfacht. Eine "echte" Maus kann an das System nämlich nicht angeschlossen werden.Am Fire TV wird die App automatisch gestartet, wenn via Smartphone oder Tablet eine entsprechende Verbindung hergestellt wird.
Sehr angenehm ist übrigens, dass sich die App am Smartphone oder auf dem Tablet genau so präsentiert wie die Fernbedienung.

Weitere Apps zur Steuerung von Amazon Fire TV

Neben der vom Amazon selbst bereitgestellten App gibt es weitere Software, die ebenfalls genutzt werden kann. Ein Beispiel dafür ist die CetusPlay App.

Ein Vorteil dieser App ist die Möglichkeit, Dateien vom Smartphone oder Tablet auf den Amazon Fire TV zu übertragen. Dazu zählen Audio- und Videoformate, aber auch Textdateien wie DOC oder TXT. Sogar Screenshots können problemlos geteilt werden.

Darüber hinaus bietet CetusPlay mit dem "Sauber Meister" auch ein Programm an, das den Cache sowie den Papierkorb des Fire TV reinigt. Dadurch wird Speicherplatz geschaffen und die Geschwindigkeit des Systems erhöht.

Wichtig bei der Installation von CetusPlay ist allerdings, dass eine Verbindung erst mit eingeschaltetem ADB-Debugging möglich ist. Der User muss also vorab die Erlaubnis erteilen, dass die Geräte miteinander kommunizieren dürfen.

Es gibt also klare Vorteile bei der Nutzung dieser App. Zudem handelt es sich um ein kostenloses Angebot, für das immer wieder Updates zur Verfügung gestellt werden.

Kodi auf Amazon Fire TV und dem Amazon Fire TV-Stick

Mit der kostenlosen Software Kodi können die Möglichkeiten von Amazon Fire TV beziehungsweise dem Amazon Fire TV-Stick deutlich erweitert werden. Die einzige Problematik ist das Herunterladen der Software, da diese nicht über den Amazon App Store zu haben ist. Darauf wird später noch eingegangen. Generell ist Kodi eine universelle Software zur Erschaffung eines Mediacenters auf verschiedenen Plattformen. Ein Mediacenter ist bei Amazon Fire TV beziehungsweise dem TV-Stick natürlich bereits gegeben, doch mit Kodi sind deutlich mehr Optionen verfügbar.

Der hauptsächliche Zweck von Kodi ist es, Videos, Bilder, Musik oder Radiosendungen abspielen zu können. Beim Abspielen kann sowohl auf einen eigenen Datenspeicher als auch auf das Netzwerk oder einen Streamingdienst zurückgegriffen werden. Voraussetzung bei der Kodi-Nutzung über das Netzwerk ist, dass Kodi auch auf anderen Geräten installiert ist. Dann ist es vollkommen gleich, von welchem im Netzwerk befindlichen Gerät die Dateien abgespielt werden. Beim Streaming kann Kodi auch auf die Mediatheken von ARD und ZDF sowie auf Spotify zugreifen. Weitere Möglichkeiten sind beispielsweise das Emulieren von Nintendo-Spielen und der Zugriff auf YouTube als Add-on, womit der mühsame Zugriff auf YouTube via Webbrowser geschickt umgangen werden kann.

Wie kann man Kodi für Amazon Fire TV oder den Fire TV-Stick installieren?

Wenn eine App installiert werden soll, die nicht über den offiziellen App Store verfügbar ist, muss ein ganz bestimmter Weg beschritten werden, der im Folgenden beschrieben wird.

- **1. Änderungen der Entwicklereinstellungen:** Als erstes muss man bei den Einstellungen zum Menüpunkt "Gerät" navigieren und unter "Entwickleroptionen" den Punkt "App Installation aus unbekannten Quellen" auswählen.

- **2. Den richtigen App Downloader finden:** Im zweiten Schritt muss im App Store nach dem Downloader gesucht werden, der ATFHacks bereitgestellt wurde. Dieser findet sich auch, wenn man den Suchbegriff "Kodi" eingibt. Nun muss dieser Downloader installiert werden. Nach dem Öffnen zeigt sich der Downloader als kompletter Internetbrowser, dessen Funktionen rasch verständlich sind.

- **3. Kodi-APK herunterladen:**
  In die Adresszeile des Downloaders muss nun folgende Adresse eingefügt werden: http://kodi.tv/download/852.

- **4. Die Download-Website von Kodi aufrufen:**
  Mit der >Eingabe des Links gelangt man auf die Downloadseite von Kodi, wo die passende Version des Programms ausgewählt werden kann. Hier ist die auf Android basierende Version die richtige, denn das Amazon Fire OS basiert auf diesem Betriebssystem.

- **5. Kodi herunterladen:**
  Nach dem Auswählen der Datei wird diese heruntergeladen. Ist dies geschehen, öffnet sich automatisch ein Installationsbildschirm des Programms.

- **6. Kodi installieren:**
  Auf dem Installationsbildschirm muss nun auf "installieren" geklickt werden. Bereits nach kürzester Zeit ist die Installation von Kodi erfolgt.

- **7. Kodi-APK löschen:**
  Bei der Kodi-APK handelt es sich lediglich um ein sogenanntes "Android Package", also eine Installationsdatei. Diese wird nach erfolgter Installation nicht mehr benötigt, eine Löschung erfolgt allerdings nicht automatisch. Um Speicherplatz freizugeben, bietet es sich an, diese Datei manuell zu löschen.

Da es sich bei Kodi, wie bereits angedeutet, um ein äußerst sinnvolles und praktisches Tool handelt, sollte es natürlich auch schnell griffbereit sein. Um Kodi an die Startseite des Amazon Fire TV anzuheften, wo das Tool normalerweise auch weiterhin nicht zu finden wäre, muss ebenfalls ein ganz bestimmter Weg beschritten werden.

Unter "Meine Apps und Spiele" findet man Kodi auf der rechten Seite. Wenn das Kodi-Logo nun markiert wird, lässt sich das Programm direkt auf die Startseite verschieben. Dazu muss einfach nur die Menütaste der Fernbedienung gedrückt werden. Wechselt man anschließend wieder zur Startseite, wird Kodi dort als Symbol angezeigt.
Auf diese Weise gelangt Kodi auch in die App-Übersicht, wo es durch die reine Installation vergeblich gesucht wird.

Was kann Amazon Alexa?

Amazon Alexa ist, wie bereits beschrieben, eine pfiffige Sprachsteuerung, die auch der Informationsausgabe dient. Bekannt wurde sie vor allem durch andere Amazon-Produkte wie Amazon Echo, den Amazon Echo Dot und Amazon Echo Show. Auch für Amazon Fire TV sowie den Amazon Fire TV-Stick steht sie zur Verfügung und kann die Bedienung mithilfe der Fernbedienung oder der App deutlich erleichtern. Allgemein lässt sich zusammenfassen: "Alexa" hört sich Fragen oder Befehle an, um dann Antworten zu geben oder definierte Aufgaben auszuführen. Dabei konnte Alexa bereits vielfach beweisen, wie gut sie den Alltag ihrer Nutzer erleichtern kann.
Die Funktionsweise von Alexa basiert auf in einer Cloud gespeicherten Informationen, deren Updates man bei der Nutzung nicht mitbekommt, die also im Alltag auch nicht stören. Durch eine wachsende Nutzerzahl werden die dort gespeicherten Informationen immer präziser und besser.

Die Software von Alexa befindet sich also nicht in der Hardware des einzelnen Nutzers, wie fälschlicherweise häufig angenommen wird. Sobald Alexa durch Zuruf ihres Namens oder durch das Drücken einer definierten Taste aktiviert wird, greift die Hardware also direkt auf die Cloud zu, die mit dem Gehirn von Alexa verglichen werden kann. Sowohl Amazon selbst als auch zahlreiche Fremdanbieter sorgen dafür, dass Amazon eine wachsende Zahl an Skills (Fähigkeiten) bekommt.

Was sind Alexa Skills und wie lädt man diese herunter?

Mit den Skills sind also Anwendungen gemeint, die von Alexa ausgeführt werden können. Durch das einfache Dialogschema kann Alexa prinzipiell von jedem, ganz ohne Vorkenntnisse genutzt werden. Alle Fragen und Befehle sind in der Cloud gespeichert und mit Antworten oder Aktivitäten verknüpft.
Durch das gute Wortverständnis bei einfachen Sätzen klappt die Arbeit mit Alexa weitgehend reibungslos. Zunehmend können die an Alexa gerichteten Sätze auch abgewandelt werden, ohne dass es dadurch zu Missverständnissen kommt.
In Deutschland bietet Amazon aktuell rund 2.000 Skills an. Das mag im ersten Moment recht umfangreich erscheinen, ist verglichen mit 15.000 Skills in den Vereinigten Staaten von Amerika jedoch gering. Dennoch werden mit den aktuell verfügbaren Skills die wichtigsten Funktionen abgedeckt - und es kommen stetig neue Skills hinzu.

Beispiele für wichtige Skills sind:

- **Info-Skill:**
  Der Info-Skill ist das zentrale Element von Alexa. Ob man Bahnverbindungen abfragen oder die nächstgelegene Pizzeria ausfindig machen möchte, ob man Kochrezepte sucht oder seine Termine verwalten will, mit dem Alexa Info-Skill funktioniert all dies sehr einfach.

- **Flash Briefing Skill:**
Beim Flash-Briefing-Skill handelt es sich um die Möglichkeit, sich von Alexa aktuelle Schlagzeilen aus vordefinierten Bereichen wie Politik, Wirtschaft oder Sport in Audioform wiedergeben zu lassen. Wie der Name des Skills bereits verrät, geschieht dies in Kurzform. Beliebte mit dem Skill verknüpfte Anwendungen sind etwa ZDF Heute Express oder die Tagesschau in 100 Sekunden. Bei einigen Anbietern werden die gewünschten Nachrichten allerdings nicht in Audioform, sondern als RSS-Feed gespeichert. Wenn Alexa versucht, diese quasi vorzulesen, kann es durchaus zu Ausgabeproblemen kommen.

- **Smart Home Skills:**
Das Smart Home wird in den Medien bereits seit Jahren angekündigt, wird aber erst jetzt langsam in der Realität umgesetzt. Besonders das niederländische Unternehmen Philips gilt hier als Vorreiter und hat mit dem Philips-Hue-Skill bereits eine gut funktionierende Lichtsteuerung auf den Markt gebracht. Für die Nutzung dieses Skills werden natürlich die zugehörigen Philips-Hue-Produkte benötigt, die teilweise noch ziemlich teuer sind. Andere Smart Home Skills gibt es mit Magenta Smarthome von der Telekom oder HomeMatic IP. Neben der bereits erwähnten Lichtsteuerung kommen zunehmend auch andere Geräte hinzu, etwa die Heizung oder die Bedienung elektrischer Rollläden. Auch hier müssen in aller Regel Smart Home-Produkte des jeweiligen Anbieters verfügbar sein, meistens verbunden mit einem persönlichen Nutzerkonto beim jeweiligen Unternehmen.

Wie findet man gute Alexa Skills?

Alexa Skills findet man entweder über die Hersteller der Smart Home Produkte. Meistens muss einfach der Name des Herstellers ins Suchfeld eingegeben werden.

In anderen Fällen ist es sinnvoll, mit den passenden Stichworten einfach zu stöbern oder etwaige Skills einfach mal auszuprobieren. Positiv hervorzuheben ist, dass Alexa Skills auch Userbewertungen erhalten können, wodurch die Stärken und Schwächen des Skills deutlicherkennbar werden. Viele Skills sind sinnvoll und leicht verständlich, andere machen die Nutzung von Alexa jedoch nur zusätzlich kompliziert. Daher können ausführliche Nutzerbewertungen durchaus helfen, sich im Dschungel der Skills zurechtzufinden.

Kann man eigene Alexa Skills entwickeln?

Prinzipiell kann sich jeder an der Entwicklung neuer Alexa Skills beteiligen. Dazu gibt es das Amazon-Developer-Programm, wofür man einen speziellen Account anlegen muss.

Nun hat man zwei Möglichkeiten: Entweder kann man via Alexa Skills Kit einen eigenen Skill entwickeln oder über den Alexa-Voice-Service einem anderen Gerät die Fähigkeiten von Alexa verleihen. Auf diese Weise lässt sich ein eigenes Smart Home entwickeln.

Wenn man einen Skill entwickeln will, muss man zuerst allgemeine Informationen zum Skill über das Web-Interface angeben. Das sind der Skill-Typ, die Sprache und der Name des Skills, unter welchem er später im Skill-Store zu finden sein wird. Dazu gehört auch ein sogenannter Invokation-Name, über den ein User den Skill dann per Spracheingabe aktivieren kann.
Der nächste Schritt ist dann das Schema des Skills, also dessen Satzbau. Dabei werden auch die variablen Teile festgelegt, die der Nutzer bei Abgabe des Sprachbefehls nennen kann.

Bei der Kommunikation zwischen dem Nutzer und Alexa gibt es sowohl das One-Shot als auch das Dialogmodell. Im ersten Fall geht es also um eine einzige, knapp gehaltene Anweisung oder Frage. Die Antwort fällt dann eben so kurz aus. Beim Dialogmodell kann Alexa bestimmte Fragen stellen, die der Nutzer dann beantworten soll. Das kann zum Beispiel die Frage sein, auf welche Uhrzeit ein Wecker gestellt werden soll. Dabei muss der Nutzer auch nicht mehr den Sprachbefehl "Alexa" voranschicken, da Alexa nun bereits auf eine Antwort wartet.

Generell ist das Entwickeln eigener Alexa Skills nicht ganz einfach. Im Internet findet man jedoch zahlreiche Tutorials, die sich genau mit diesem Thema befassen.

666 Sprachbefehle für Alexa

Hier ist eine Liste von Sprachbefehlen für Alexa für die unterschiedlichsten Anwendungen. Ob Helfer im Alltag, zum Langeweile vertreiben oder aus Spaß mit Easter Eggs - Alexa kann sehr viel.

Alltagsbefehle

1. Alexa brauche ich einen Regenschirm?
2. Alexa füge Eis meiner Einkaufsliste hinzu.
3. Alexa habe ich heute Termine auf meinem Terminkalender?
4. Alexa welches Griechische Restaurant gibt es in meiner Nähe?
5. Alexa schalte das Badezimmer Licht aus.
6. Alexa schalte das Schlafzimmer Licht an.
7. Alexa wie spät ist es?
8. Alexa welcher Tag ist heute?
9. Alexa wie weit ist es von hier nach Innsbruck?
10. Alexa füge meinem Kalender Firmentreffen für Mittwoch 18 Uhr hinzu.
11. Alexa warum sind Blätter grün?
12. Alexa auf welchem Kontinent befindet sich Dubai?
13. Alexa wie buchstabiert man Freundschaft?
14. Alexa wie hoch ist der höchste Berg?
15. Alexa wie viel ist 0 durch 0?
16. Alexa was sind Fahrenheit in Celsius?
17. Alexa wie viel ist eine Unze in Kilogramm?

18. Alexa was sind Fuß in Zentimeter?
19. Alexa wie viele Liter hat eine Galone?
20. Alexa wie heißt der Liedsänger von AC/DC?
21. Alexa was ist die Definition von Wahnsinn?
22. Alexa was ist der neuste Film von Johnny Depp?

Befehle für Medienwiedergabe

31. Alexa Wiedergabe!
32. Alexa Pause!
33. Alexa zurück!
34. Alexa Weiter!
35. Alexa Stopp!
36. Alexa Fortsetzen!
37. Alexa Neustart!
38. Alexa Trenne mein Mobiltelefon!
39. Alexa Verbinde mein Mobiltelefon!
40. Alexa Welches Lied läuft gerade?
41. Alexa Mach Lauter!
42. Alexa Mach Leiser!
43. Alexa Lautstärke auf 8!
44. Alexa Ton aus!
45. Alexa Stoppe die Musik!
46. Alexa Pause!
47. Alexa Fortsetzen!
48. Alexa Nächsten Song abspielen!
49. Alexa Endloswiedergabe"
50. Alexa Stelle den Sleeptimer in 60 Minuten!
51. Alexa Stoppe die Wiedergabe in 15 Minuten!
52. Alexa Beende den Sleeptimer!

53. Alexa Füge diesen Song hinzu! (während Prime Musik Abgespielt wird)
54. Alexa Ich mag Diesen Song! (wenn ein Song von einem Dritten Anbieter oder Radiosender abgespielt wird)
55. Alexa Ich mag diesen Song Nicht! (wenn ein song von einem Dritten Anbieter oder Radiosender gespielt wird)
56. Alexa Was gibt es für Songs von Ed Sheran?
57. Alexa Hörproben von Maroon5 !
58. Alexa Spiele etwas Prime Musik!
59. Alexa Spiele etwas Prime Musik zur "Entspannung"!
60. Alexa Spiele etwas Prime Musik zum Tanzen!
61. Alexa Spiele die Playlist "Home" ab!
62. Alexa füge diesen Song hinzu!
63. Alexa Spiele Reggae Musik auf Prime ab!
64. Alexa Spiele den Sende90 Hip Hop ab!
65. Alexa Spiele Drum n Base von Spotify!

Hörbücher Anhören mit Alexa Echo

66. Alexa Lese vor!
67. Alexa Spiele ab!
68. Alexa Spiele das Hörbuch ab!
69. Alexa Hörbuch über Audible abspielen!
70. Alexa Pause!
71. Alexa mein Hörbuch fortsetzen!
72. Alexa Gehe vor / zurück!
73. Alexa Nächstes /Vorheriges Kapitel abspielen!
74. Alexa Gehe zu Kapitel 4!
75. Alexa Höre in 20 Minuten auf das Buch

vorzulesen!
76. Alexa Spiele das Kindle Buch Gemeindlich und Lässig Kochen ab.

Einkaufen mit Amazon Echo auf der Amazon Website

77. Alexa: Bestelle Kochlöffel!
78. Alexa: Bestelle Ahoibrause!
79. Alexa: Bestelle erneut!
80. Alexa: Füge Früchtetee zu meinem Einkaufswagen hinzu! (fügt eine Möglichkeit zu ihrem Einkaufswagen auf ihrer Amazon Website hinzu)
81. Alexa: Verfolge meine Bestellungen!

Wecker und Timer einstellen und verwalten

82. Alexa: Wecke mich um 4 Uhr morgens auf!
83. Alexa: Stelle den Wecker auf 4:30!
84. Alexa: Stelle den Wochenendwecker auf 11 Uhr!
85. Alexa: Stelle einen Wiederholten Wecker für Montag 4:30 Uhr!
86. Alexa: Stelle den Timer auf 5 Minuten!
87. Alexa: Wie viel Zeit ist noch bei meinem Timer über?
88. Alexa: Wie spät ist es?
89. Alexa: Wie lautet das Datum?
90. Alexa: Auf welche Uhrzeit ist mein Wecker eingestellt?
91. Alexa: Lösche den Wecker für 5 Uhr!
92. Alexa: Lösche meinen Wecker für Mittwoch!
93. Alexa: Welche Timer sind Gestellt?

94. Alexa Stopp! (Wenn Wecker oder Timer läuten)
95. Alexa: Schlummern! (wenn der Wecker euch weckt)
96. Alexa: Lösche den Timer für 10 Minuten! (wenn mehrere Timer eingerichtet wurden)

Verkehr

97. Alexa wie ist der Verkehr in Linz?
98. Alexa wie ist der Verkehr auf dem Weg zur Arbeit?
99. Alexa wie ist die aktuelle Verkehrslage?

Smart Home

100. Alexa finde meine Geräte!
101. Alexa: Schalte das Licht in der Küche an!
102. Alexa: Dimme das Licht im Kinderzimmer auf 50%!
103. Alexa: Schalte die Kaffeemaschine an!
104. Alexa: Schalte die Lüftung auf 30%!
105. Alexa: Schalte Die Außenbeleuchtung an!
106. Alexa: Stelle die Temperatur auf 25Grad ein!
107. Alexa: Senke die Temperatur im Wohnzimmer!
108. Alexa: Schalte Energie ins Wohnzimmer!

Easter Eggs

Bei den Easter Eggs handelt es sich um teilweise nicht ganz so ernst zu nehmende Befehle. Bei vielen dieser Easter Eggs gibt es mehrere Antworten und regen teilweise durchaus zum Philosophieren an.

109. Alexa: Test 1 2 3 !
110. Alexa, sag was!
111. Alexa sag was Lustiges!
112. Alexa jodel mal!
113. Alexa sein oder nicht sein?
114. Alexa möchtest du einen Schneemann bauen?
115. Alexa mach mir ein Sandwich!
116. Alexa was sagt der Fuchs?
117. Alexa wo kommen die Babys her?
118. Alexa gibt es den Weihnachtsmann?
119. Alexa, Deine Mutter war ein Hamster!
120. Alexa, Tee Earl Gray heißt!
121. Alexa wer hat zuerst geschossen?
122. Alexa ich bin dein Vater!
123. Alexa was ist der Sinn des Lebens?
124. Alexa wer ist die Schönste im ganzen Land?
125. Alexa Schere, Stein, Papier!
126. Alexa wirf eine Münze!
127. Alexa wirf einen Würfel!
128. Alexa Selbstzerstörung!
129. Alexa was macht die Nase?
130. Alexa was ist dein Lieblingsessen?
131. Alexa was ist Cola?
132. Alexa wer ist hier der Boss?
133. Alexa wer ist Siri?
134. Alexa ein Fisch zwei Fisch!
135. Alexa, wann gehst du schlafen ?
136. Alexa bist du tot?
137. Alexa wer ist Johannes Gutenberg?
138. Alexa was ist Quecksilber?

139. Alexa was ist Ikea?
140. Alexa wie viele Kalorien hat ein Big Mac?
141. Alexa tschüss!
142. Alexa öffne Dirty Talk!
143. Alexa schimpf mal!
144. Alexa Schalte den Kamin ein!
145. Alexa schalte die Kaffeemaschine ein!
146. Alexa mach mir einen Kaffee!
147. Alexa wie ist das Wetter in Bangkok?
148. Alexa wie viel kostet ein Flug nach Barcelona?
149. Alexa was kostet ein Hotel in Venedig?
150. Alexa was sind schöne Katzennamen?
151. Alexa was sind schöne Hundenamen?
152. Alexa kannst du mir nette Jungennamen sagen?
153. Alexa sag mir ein paar Mädchennamen?

Lustige Spielchen und kleine Befehle zum Zeitvertreib:

154. Alexa Hallo!
155. Alexa wie geht es dir?
156. Alexa spiele Zahlenraten!
157. Alexa erkläre mir die Regeln!
158. Alexa Glückwunsch!
159. Alexa Stopp
158. Alexa starte Computerloggbuch!
159. Alexa öffne Geo Duell!
160. Alexa starte in Asien!
161. Alexa starte Rollenspiel!
162. Alexa spiele Würfelspiel!
163. Alexa öffne mein Königreich!
164. Alexa starte Akinator!

Alexa weiß noch viel mehr:

165. Alexa wie lautet der aktuelle Kurs für den BitCoin?
166. Alexa was gibt es neues?
167. Alexa frag Google!
168. Alexa was läuft im Kino?
169. Alexa was heißt ich gehe zur Schule auf Russisch!
170. Alexa frage Fitbit wie ich geschlafen habe!
171. Alexa wer ist der Erfinder von Super Mario?
172. Alexa wie lautet die erste Regel des Fight Clubs?
173. Alexa wie lautet der Sinn des Lebens?
174. Alexa wann ist die Bundestags Wahl?
175. Alexa welche Parteien treten zu den Wahlen an ?
176. Alexa was ist die Quadratwurzel aus Pii?
177. Alexa erzähl mir einen Witz!
178. Alexa lass uns ein Spiel Spielen!
179. Alexa spiele ein Instrument?
180. Alexa was läuft im Fernsehen?
181. Alexa suche ein Rezept für Lasagne!
182. Alexa schicke eine Nachricht an Max Mustermann!
183. Alexa welche Veranstaltungen finden in meiner Nähe statt?
184. Alexa erstelle eine Erinnerung!
184. Alexa wo ist Chuck Norris?
185. Alexa was sagt eine Katze?
186. Alexa singe Happy Birthday!
187. Alexa erzähl mir einen Zungenbrecher!
188. Alexa warum ist die Banane krumm?

189. Alexa erzähl einen Flachwitz!
190. Alexa kannst du Autofahren?
191. Alexa was wünscht du dir zu Weihnachten?
192. Alexa wie heiß ist es in Dubai?
193. Alexa welche Sehenswürdigkeiten hat Österreich?
194. Alexa wie hoch ist der Eifelturm?
195. Alexa wo kommt die Milch her?
196. Alexa wie werden Gummibärchen hergestellt?
197. Alexa was ist in Schokolade enthalten?
198. Alexa wie viel kostet ein Kilo Äpfel?
199. Alexa wie alt wird ein Hund?
200. Alexa wie viele Tierarten gibt es?
201. Alexa was ist Schnee?
202. Alexa wie kalt ist Eis?
203. Alexa wie alt ist Leonardo di Caprio?
204. Alexa verfolge meine Bestellungen!

Sprachbefehle für Radio und Sender

205. Alexa spiele einen Maroon5 Sender von youtube!
206. Alexa spiele die Sendung ab!
207. Alexa spiele den Sender Kronehit!
208. Alexa spiele Radio Ö3 ab!
209. Alexa dieses Kapitel überspringen!
210. Alexa wie sind die Spiel Ergebnisse von WM Deutschland – Italien?
211. Alexa wie steht es bei dem Spiel Frankreich – Spanien?
212. Alexa Wann spielt als nächstes FC Bayern?
213. Alexa hat Portugal gewonnen?
214. Alexa wer hat das WM spiel Frankreich Belgien

gewonnen?
215. Alexa wie war das Spielergebnis beim Spiel Norwegen – Griechenland?
216. Alexa wann ist das nächste Spiel von der Bundesliga?
217. Wie steht es gerade bei Rumänien – Brasilien?
218. Alexa spielt Köln gegen Bayern?
219. Alexa spiel die Amazon Konferenz!
220. Alexa was steht auf meiner To-Do liste?
221. Alexa setze Schrank Reparieren auf meine To do liste!
222. Alexa was ist mein Update?
223. Alexa was ist in den Nachrichten?
224. Alexa was gibt es Neues?
225. Alexa Weiter!
226. Alexa zurück!

Noch mehr Fragen und Sprachbefehle:

227. Alexa Pause!
228. Alexa Stopp!
229. Alexa wird es am Sonntag hageln?
230. Alexa was ist die erweiterte Prognose für Jänner?
231. Alexa wie ist das Wetter in 3 Stunden?
232. Alexa wie ist die ImBD Wertung für?
233. Alexa wo bleibt meine Bestellung?
234. Alexa wer ist der aktuelle Europameister?
235. Alexa wann ist die nächste Fußball Weltmeisterschaft?
236. Alexa was ist Liebe?
237. Alexa was bedeutet die EHE?

238. Alexa wie weit ist es zum Mond?
239. Alexa wie alt wurde Leonardo da Vinci?
240. Alexa wann geht die Sonne auf?
241. Alexa wie viele Stunden scheint die Sonne?
242. Alexa wann ist die nächste Sonnenfinsternis?
243. Alexa wann ist die nächste Mondfinsternis?
244. Alexa wie viele Sterne gibt es?
245. Alexa wie viele Planeten gibt es?
246. Alexa Wie heißen die Planeten im Sonnensystem?
247. Alexa wähle eine Karte!
248. Alexa liebst du mich?
249. Alexa wann ist das Essen fertig?

Alexa und Persönliches

250. Alexa hast du neue Skills?
251. Alexa wer ist besser Siri oder du?
252. Alexa was denkst du über Google?
253. Alexa hast du einen Beruf?
254. Alexa welche neuen Fähigkeiten hast du gelernt?
255. Alexa hast du einen Freund?
256. Alexa hast du Haustiere?
257. Alexa kannst du niesen?
258. Alexa kannst du lügen?
259. Alexa Bist du müde?
260. Alexa bist du Böse?
261. Alexa wie groß bist du?
262. Alexa weißt du überhaupt etwas?
263. Kannst du singen?
264. Alexa wer ist der Chef?

265. Alexa Kannst du Auto fahren?
266. Alexa bist du schön?
267. Alexa kannst du fluchen?
268. Alexa wo ist dein Körper?
269. Alexa hast du Hunger?
270. Alexa bist du da?
271. Alexa, blöde Kuh!
272. Alexa wer ist der Mörder?
273. Alexa ich habe eine Erkältung, was tun dagegen?
274. Alexa was sagt eine Katze?
275. Alexa ich hasse dich!
276. Alexa willst du mich heiraten?
277. Alexa frohe Ostern!
278. Alexa wer bin ich?
279. Alexa benutze die Macht!
280. Alexa Hast du mich vermisst?
289. Alexa rate mal!
290. Alexa hast du gut geschlafen?
291. Alexa mach den Abwasch!
292. Alexa was soll ich heute anziehen?
293. Alexa 99 Luftballons!
294. Alexa warum gibt es Krieg?
295. Alexa zähle bis 20!
296. Alexa wann flog der erste Echo gegen die Wand?
297. Alexa singe alle meine Entchen!
298. Alexa willst du mich verarschen?
299. Alexa Sprich mir nach: terminieren, terminieren
300. Alexa Was ist hier los?
301. Alexa welche sprachen sprichst du?
302. Alexa wie lange hat der Interspar in Steyr geöffnet?
303. Alexa wann ist Vollmond?

304. Alexa riechst du das?
305. Alexa glaubst du an Gott?
306. Alexa was möchtest du werden wenn du groß bist?
307. Alexa bist du ein Vampir?
308. Alexa wie heißt das Zauberwort?
309. Alexa magst du Eis?
310. Alexa Party Time!
311. Alexa gib mir Tiernamen!
312. Alexa glaubst du an Geister?
313. Alexa belle wie ein Hund!
314. Alexa wer hat an der Uhr gedreht?
315. Alexa kannst du Beatboxen?
316. Alexa Palim Palim woher kommt das?!
317. Alexa glaubst du an die Liebe auf den ersten Blick?
318. Alexa können Schweine fliegen?
319. Alexa was ist ein Nerd?
320. Alexa was wiegt die Erde?
321. Alexa wo wohnt der Weihnachtsmann?
322. Alexa wie viel verdienst du?
323. Alexa gibt es Außerirdische?
324. Alexa gibt es Elfen?
325. Alexa was ist die einsamste Zahl?
326. Alexa wann geht die Welt unter?
327. Alexa ich mag dich!
328. Alexa was kannst du tun?
329. Alexa gehst du mit mir aus?
330. Alexa mach die Rollos auf!
331. Alexa willst du meine Freundin sein?
323. Alexa Beam mich hoch!
334. Alexa du vervollständigst mich!

335. Alexa Hasta la vista Baby!
336. Alexa überrasche mich!
337. Alexa Guten Morgen!
338. Alexa Moin!
339. Alexa habe die Ehre!
340. Alexa Mahlzeit!
341. Alexa Tschüssikovski!
342. Alexa ich bin dann mal weg!
343. Alexa schlaf gut!
344. Alexa magst du mich?
345. Alexa du bist sexy!
346. Alexa toll!
347. Alexa du bist hübsch!
348. Alexa Gute Nacht!
349. Alexa trinkst du Alkohol?
350. Alexa du hast eine schöne Stimme!
351. Alexa du bist mein Schatz!
352. Alexa nimmst du Drogen?
353. Alexa was hast du an?
354. Alexa echt jetzt?
355. Alexa bist du Skynet?
356. Alexa du bist entlassen!
357. Alexa wann hast du Geburtstag, die Geburtstage von heute?
358. Alexa du hast keine Ahnung!
359. Alexa wann wurde Amazon gegründet?
360. Alexa kennst du Gedichte?
361. Alexa bist du Taub?
362. Alexa du nervst!
363. Alexa Ich bin wieder da!
364. Alexa keine Panik!
365. Alexa ich habe heute Geburtstag!

366. Alexa ich habe Kopfschmerzen!
367. Alexa ich bin betrunken!
368. Alexa ich muss aufs Klo!
369. Alexa ich bin Traurig!
370. Alexa ich will Sterben!
371. Alexa du bist verrückt!
372. Alexa du kannst mich Mal !
373. Alexa noch so ein Spruch Kieferbruch!
374. Alexa noch so ein Gag Zähne weg!
375. Alexa noch so ein Ding Augenring!
376. Alexa sag mir die Wahrheit!
377. Alexa du musst noch viel lernen!
378. Alexa, öffne Backhexe und backe backe Kuchen!
379. Alexa Servus!
380. Alexa Sing ein Weihnachtslied!
381. Alexa sing Oh Tannen Baum!
382. Alexa sing kling Glöckchen!
383. Alexa sing Ihr Kinderlein kommet!
384. Alexa kennst du ein Weihnachtslied?
385. Alexa ich habe Schmerzen, was tun?
386. Alexa mir ist kalt!
387. Alexa ich habe Hunger!
388. Alexa erzähle einen Chuck Norris Witz!
389. Alexa finde Chuck Norris!
390. Alexa wie alt ist Chuck Norris?
391. Alexa alles Roger in Kambodscha?
392. Alexa gibt es Bielefeld?
393. Alexa wann wird es mal wieder richtig Sommer?
394. Alexa wer hat in meinem Bettchen geschlafen?
395. Alexa was sind die Lottozahlen?
396. Alexa kennst du die Lottozahlen?
397. Alexa hast du Feuer?

398. Alexa willst du eine Tasse Kaffee?
399. Alexa willst du ein Bier?
400. Alexa wer ist Batman?
401. Alexa wer ist Superman?
402. Alexa möge die macht mit dir sein!
403. Alexa magst du Star Wars?
404. Alexa das ist kein Mond!
405. Alexa es ist eine Falle!
406. Alexa sprich wie Yoda!
407. Alexa wer ist der Doktor?
408. Alexa was ist die Antwort auf alle Fragen?
409. Alexa Valar morghulis!
410. Alexa der Winter naht!
411. Alexa was weiß Jon Snow?
412. Alexa was ist die fünfte Regel des Fight Clubs?
413. Alexa sprich Freund und tritt ein!
414. Alexa das ist Wahnsinn!
415. Alexa spiele mir das Lied vom Tod!
416. Alexa Pups mal!
417. Alexa wann ist Winteranfang?
418. Alexa welcher ist der höchste Berg der Erde?
419. Alexa kannst du Anrufe tätigen?
420. Alexa starte würdest du Eher?
421. Alexa kannst du rappen?
422. Alexa wer ist dein Vorbild?
423. Alexa starte Lügenbaron!
424. Alexa lass dein Haar herunter!
425. Alexa hoch auf den gelben Wagen!
426. Alexa spiel Mana Mana!
427. Alexa wo hat der Frosch die locken?
428. Alexa Romer oh Romer!
429. Alexa wer wie was?

430. Alexa öffne die Skill Gin Cocktails!
431. Alexa Klopf Klopf!
432. Alexa ich bin ein Berliner!
433. Alexa Hummel Hummel!
434. Alexa alles Paletti?
435. Alexa Grüezi!
436. Alexa öffne mein Adventkalender!
437. Alexa öffne Weihnachtsradio!
438. Alexa spiele Weihnachtsklänge!
439. Alexa starte Weihnachtsgedichte!
440. Alexa Starte großes Weihnachtsquizz!
441. Alexa öffne Wörterbuch!
442. Alexa schalte die Lampe ein!
443. Alexa schalte die Steckdose ein!
444. Alexa öffne mein Tageshoroskop!
445. Alexa erzähle mir Anmachsprüche!
446. Alexa starte Essensvorschläge!
447. Alexa starte Staubsauger!
448. Alexa suche nach meinem Telefon!
449. Alexa was ist ein Elefant?
450. Alexa nimm Anruf entgegen!
451. Alexa sende Nachricht an Georg!
452. Alexa spiel meine Nachrichten ab!
453. Alexa Drop in zu Eriks Handy!
454. Alexa Anruf Beenden.
455. Alexa welche Möbel Geschäfte sind in meiner Nähe?
456. Alexa was ist das am besten bewertete China Restaurant?
457. Alexa such die Telefonnummer für Christkindlwirt in der Nähe!
458. Alexa suche nach den Öffnungszeiten für Ärzte in

der Nähe!
459. Alexa wer spielt Frodo in der Herr der Ringe?
460. Alexa Simon sagt?
461. Alexa wer lebt in der Ananas ganz tief im Meer?
462. Alexa frag Fleckenentferner wie ich Rotweinflecken entferne!
463. Alexa frage den Stundenplan welche stunden Klaus morgen hat!
464. Alexa starte Grüner Daumen!
465. Alexa öffne Zufallsgenerator!
466. Alexa such für mich nach Cocktailrezepten!
467. Alexa starte Gehirnjogging!
468. Alexa wie ist der Busfahrplan für Steyr?
469. Alexa wer hat als nächstes Geburtstag?
470. Alexa wann hat Moritz Geburtstag?
471. Alexa merke für 12. April Achim auf der Geburtstagsliste!
472. Alexa starte mein Auftrag!
473. Alexa starte Reise nach Jerusalem!
474. Alexa Frage nach bei dem inneren Schweinehund ob ich Sport machen soll!
475. Alexa was gibt es neues beim Eishockey?
476. Alexa woher kommt das Kennzeichen SM...?
477. Alexa gibt es Lawinenwarnungen in Tirol?
478. Alexa Katzenklo.!
479. Alexa bring mich zu deinem Anführer!
480. Alexa miau!
481. Alexa mehr Kuhglocken!
482. Alexa ich bin ein Star hol mich hier raus!
483. Alexa gibst du mir deine Telefonnummer?
484. Alexa erzähle einen Kinderwitz!
485. Alexa zicke zacke zicke zacke!

486. Alexa Prost!
487. Alexa wann kommt die Müllabfuhr?
488. Alexa wie viele Menschen leben auf der Welt?
489. Alexa wann war der erste Mensch am Mond?
490. Alexa wann fliegt der Mensch zum Mars?
491. Alexa starte Home Connect Waschmaschine!
492. Alexa gibt es Ufos?
493. Alexa wo sind meine Schlüssel?
494. Alexa High Five!
495. Alexa wie macht die Kuh?
496. Alexa mir ist langweilig!
497. Alexa sag das Alphabet auf!
498. Alexa wechsle Konten!
499. Alexa welches Profil ist das?

Die am meisten verwendeten Sprachbefehle für Alexa
Dass nicht immer alles bierernst ist und Alexa kein „seelenloser" Lautsprecher ist, haben Sie schon bemerkt. Nun möchten wir noch die wichtigsten und am häufigsten verwendeten Sprachbefehle anführen.

500. Alexa, sag mytaxi ich möchte abgeholt werden.
501. Alexa, ruf Grab Taxi.
502. Alexa, bestelle eine Uber Limosine.
503. Alexa, frag Chefkoch nach dem Rezept des Tages.
504. Alexa, frag das Örtliche, wo ein Blumenladen ist.
505. Alexa, Wie hoch ist der Preis für Rosen?
506. Alexa, bitte LIFX mein Schlafzimmerlicht einzuschalten.
507. Alexa, erhöhe die Temperatur um 1° Celsius.

508. Alexa, senke die Temperatur um 0,5° Celsius.
509. Alexa, erhöhe die Temperatur um 17:00 Uhr auf 23° Celsius.
510. Alexa, senke die Temperatur ab 09:00 Uhr auf 18° Celsius.
511. Alexa, dimme das Wohnzimmerlicht um 50%.
512. Alexa, schalte die Leselampe ein.
513. Alexa, frag Tor-Alarm nach den letzten Ergebnissen der Bundesliga.
514. Alexa, frag Kitchen Stories nach Rezepten für Saucen.
515. Alexa, starte das Gala Star Quiz.

Noch mehr Sport

516. Alexa, Die Ergebnisse der EPL, der englischen Premier League.
517. Alexa, MLB, Major League Baseball
518. Alexa, MLS, Major League Soccer
519. Alexa, NBA, National Basketball Association
520. Alexa, NCAA Basketball Männer, National Collegiate Athletic Association
521. Alexa, NCAA FBS Football, Football Bowl Subdivision
522. Alexa, NFL National Football League
523. Alexa, NHL National Hockey League
524. Alexa, WNBA Women National Basketball Association
525. Alexa, wie ist der Spielstand.
526. Alexa, Wer hat gewonnen?

527. Alexa, Wie ist das Spielergebnis von?
528. Alexa, Wann ist das nächste Spiel von?
529. Alexa, Wie steht es gerade bei…Bundesliga Spiel
530. Alexa, das Spiel Bayern gegen Borussia
531. Alexa, die Amazon Bundesliga Konferenz.

Bestellungen

532. Alexa, bestelle XYZ
533. Alexa, Bestelle erneut
534. Alexa, Storniere die Bestellung
535. Alexa, Verfolge die Bestellung
536. Alexa, Füge Trockenfutter meiner Bestellung hinzu.

Um die Weckfunktion zu aktivieren

537. Alexa, wecke mich um 06:00 Uhr.
538. Alexa, stelle den Wochenendwecker auf 09:00 Uhr.
539. Alexa, stelle den Timer auf 10 Minuten.
540. Alexa, stelle einen wiederholten Wecker für Mittwoch um 05.00 Uhr.
541. Alexa, wie lautet das Datum?
542. Alexa, lösche den Wecker für Sonntag.
543. Alexa, welche Timer sind eingestellt?
544. Alexa, wie spät ist es?

Wechseln zwischen Benutzerprofilen

545. Alexa, wechsel die Konten
546. Alexa, welches Profil ist das?

547. Alexa, wechsel auf Profil X.

Wichtige Sprachbefehle für die Steuerung des Lautsprechers

548. Alexa, Stopp
549. Alexa, Lautstärke auf …0 bis 10
550. Alexa, Ton aus
551. Alexa, Ton an
552. Alexa, Wiederholen
553. Alexa, Abbrechen
554. Alexa, mach lauter.
555. Alexa, mach leiser.
556. Alexa, Hilfe

Für Musik

557. Alexa, spiel Musik zum Aufstehen
558. Alexa, spiel Frühstücks-Musik
559. Alexa, spiel Musik zum Kuscheln
560. Alexa, spiel Lounge Musik
561. Alexa, spiel Entspannungsmusik
562. Alexa, spiel Musik zum Meditieren
563. Alexa, spiel kubanische Musik
564. Alexa, spiel Jazz
565. Alexa, spiel Musik für Tabata Workouts
566. Alexa, spiel Blues
567. Alexa, spiel Country
566. Alexa, spiel Musik zum Einschlafen
567. Alexa, spiel Kinderlieder deutsch
568. Alexa, spiel englische Kinderlieder
569. Alexa, spiel Disney Hits

570. Alexa, spiel Filmmusik
571. Alexa, spiel Musik aus den 60-ern
572. Alexa, spiel die schönsten Lieder von Queen
573. Alexa, spiel Rock aus den 80-ern
574. Alexa, spiel das neue Album von Helene Fischer
575. Alexa, spiel den neuen Song von Samu Haber
576. Alexa, suche das Lied mit der Textzeile „all of this lines across my face"
577. Alexa, spiel die Titelmusik von Mentalist

Mit Alexa ohne Stau zur Arbeit

578. Alexa, wie ist der kürzeste Weg zur Arbeit
579. Alexa, wie ist der schnellste Weg zur Arbeit
580. Alexa, wie ist die Pendelzeit?
581. Alexa, wie ist die Verkehrslage?
582. Alexa, gibt es Stau auf der…?

Das Verbinden von Bluetooth Geräten

583. Alexa, koppel mein Gerät
584. Alexa, koppel Bluetooth
585. Alexa, Sprachbefehle zur Steuerung ohne Hände
586. Alexa, Wiedergabe
587. Alexa, pause
588. Alexa, stopp
589. Alexa, fortsetzen
590. Alexa, verbinde mein Tablet.
591. Alexa, trenne mein Tablet
592. Alexa, verbinde mein iPhone.
593. Alexa, trenne mein iPhone.
594. Alexa, Bluetooth Lauter

595. Alexa, Bluetooth Leiser
596. Alexa, Bluetooth Ton an
597. Alexa, Bluetooth Ton aus

Das Verwalten von Erinnerungen

598. Alexa, erinnere mich am Donnerstag um 09.00 Uhr an den Geburtstag von Mutti.
599. Alexa, wann findet der nächste Termin statt.
600. Alexa, was ist in meinem Kalender für heute eingetragen?
601. Alexa, welche Erinnerungen habe ich?
602. Alexa, lösche die Erinnerungen. Für Dienstag.
603. Alexa, lösche alle Erinnerungen
604. Alexa, erstelle einen neuen Kalendereintrag
605. Alexa, füge Training zu meinem Kalender am Mittwoch um 15:00 Uhr hinzu

Sprachnachrichten, Drop in und Anrufe

606. Alexa, ruf Jasmine an
607. Alexa, nimm den Anruf entgegen
608. Alexa, sende Nachricht an Oma
609. Alexa, spiele meine Nachrichten ab
610. Alexa, Drop in zu einem anderen Alexa Gerät
611. Alexa, Anruf beenden

Multiroom Sprachbefehle

612. Alexa, spiel Radio in der Gruppe
613. Alexa, spiel Musik von Rihanna in der Gruppe
614. Alexa, stell die Lautstärke in der Gruppe auf 4.

615. Alexa, pausiere die Musik in der Gruppe
616. Alexa, schalte die Musik im Schlafzimmer leiser
617. Alexa, erhöhe die Lautstärke im Wohnzimmer auf 6

Sprachbefehle für beliebte Skills

618. Alexa, öffne Grüner Daumen Skill
619. Alexa, öffne Stundenplan Skill
620. Alexa, öffne Zufallszahlengenerator Skill
621. Alexa, öffne Schwarzer Werwolf Skill
622. Alexa, öffne Handy Finder
623. Alexa, ruf mich an
624. Alexa, frag Handyfinder nach meinem Pin Code
625. Alexa, öffne Kommissar Falke Skill
626. Alexa, öffne Fernsehprogramm Skill
627. Alexa, öffne Fitbit Skill
628. Alexa, öffne Gehirnjogging Skill
629. Alexa, öffne Zähne putzen Skill
630. Alexa, öffne Weiser Helge Skill
631. Alexa, öffne Gala Skill
632. Alexa, öffne Mensa Aachen Skill
633. Alexa, öffne Kinoprogramm München Skill
634. Alexa, öffne Naturgeräusche Donnerwetter Skill
635. Alexa, öffne Deutsche Charts Skill
636. Alexa, öffne laut.fm Skill
637. Alexa, öffne Bild Skill
638. Alexa, öffne Tagesschau Skill
639. Alexa, öffne Gründerszene Skill
640. Alexa, öffne Smart Home News Skill
641. Alexa, öffne Mächtiger Aluhut Skill
642. Alexa, öffne Chuck Norris Fan Witze Skill

643. Alexa, öffne Daily Challenge Skill
644. Alexa, öffne Abfallkalender Skill
645. Alexa, wann wird die grüne Tonne abgeholt
646. Alexa, öffne Cityguide Karlsruhe Skill
647. Alexa, öffne BVG Skill
648. Alexa wie komme ich um 08:00 Uhr zum Bahnhof Zoo
649. Alexa, öffne Bring! Skill
650. Alexa, öffne Bio Skill
651. Alexa, wo befindet sich der nächste Bio Laden?
652. Alexa, öffne ioBroker Skill
653. Alexa, öffne Symcom
654. Alexa, öffne die Nachtlicht Skill
655. Alexa, öffne meine Geburtstage Skill
656. Alexa, öffne Langeweile Killerin
657. Alexa, öffne Mein Auftrag Skill
658. Alexa, öffne Reise nach Jerusalem Skill
659. Alexa, öffne Würfelautomat Skill
660. Alexa, öffne meine Liga Skill
661. Alexa, öffne Eishockey Guru Skill
662. Alexa, öffne Sportmotivator Skill
663. Alexa, öffne Auto Guru Skill
664. Alexa, öffne Skill Stauinfo München
665. Alexa, öffne Lawineninfo Skill
666. Alexa, öffne Börse Frankfurt Skill

Impressum

© 2018 Paul Petersen 1. Auflage 2018
Umschlaggestaltung, Verantwortlicher/Illustration:
Paul Kurpiela Föhrenstr. 8 77656 Offenburg
paul.kurpiela@gmail.com
Das Werk, einschließlich seiner Teile, ist urheberrechtlich geschützt. Jede Verwertung ist ohne Zustimmung des Verlages und des Autors unzulässig. Dies gilt insbesondere für die elektronische oder sonstige Vervielfältigung, Übersetzung, Verbreitung und öffentliche Zugänglichmachung. Bibliografische Information der Deutschen Nationalbibliothek: Die Deutsche Nationalbibliothek verzeichnet diese Publikation in der Deutschen Nationalbibliografie; detaillierte bibliografische Daten sind im Internet über http://dnb.d-nb.de abrufbar.
Rechtliches & Haftungsausschluss
Der Autor übernimmt keine juristische Verantwortung und keinerlei Haftung für Schäden, die aus der Benutzung dieses Buches entstehen. Außerdem ist der Autor nicht verpflichtet, Folge- oder mittelbare Schäden zu ersetzen. Gewerbliche Kennzeichen- und Schutzrechte bleiben von diesem Titel unberührt. Das Werk ist einschließlich aller Teile urheberrrechtlich geschützt. Das vorliegende Werk dient nur den privaten Gebrauch. Alle Recht, auch die der Übersetzung, des Nachdrucks und der Vervielfältigung dieses Titels oder von Teilen daraus, verbleiben beim Autor. Ohne die schriftliche Einwilligung des Autors darf kein Teil dieses Dokumentes in irgendeiner Form oder auf irgendeine elektronische oder mechanische Weise für irgendeinen Zweck vervielfältigt werden. Suchen Sie bei unklare oder heftigen Beschwerden unbedingt einen Arzt auf! Die Informationen in diesem Buch sind vom Autor sorgfältig recherchiert und zusammengestellt worden, sie können aber keineswegs einen Arzt ersetzen! Die hier dargestellten Informationen dienen nicht Diagnosezwecken oder als Therapieempfehlungen. Eine Haftung des Autor für Personen-, Sach- und Vermögensschäden durch dieses Buch wird ausgeschlossen.

www.ingramcontent.com/pod-product-compliance
Lightning Source LLC
Chambersburg PA
CBHW031447210526
45464CB00005B/2362